U0052242

找回身體自癒力！

做個
鹼性健康人

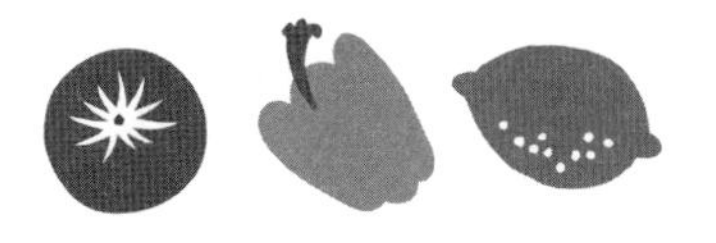

【推薦序】

閱《做個鹼性健康人》有感

經常保持「微鹼體質」是維護健康的基本要件，人體細胞在微鹼性營養完整血質中才能健全正常分裂，體內細胞多數健全，身體才能健康。食物優劣質也是影響健康的重要因素。

本書強調「做個鹼性健康人」，作者很專業說明微鹼性飲食與體質的重要性，是很正確的建議，酸性與過鹼體質都不利細胞，易產生病變。

食物酸鹼性如何正確區分？應利用優質檢驗儀器客觀理解，才能正確知道，同樣的食物，添加不等量調味料或不同調味料，或配加不同食物時，食物的酸鹼質隨時會產生變化。

例如：許多營養專家都建議人每天喝一、兩杯牛奶，但根據我個人近三十年來食療研究與觀察，發現大多數常喝牛奶、豆漿、甜米漿、濃魚肉湯者，有百分之八十以上容易罹患高血壓症、低血壓症、糖尿病症、腎臟疾病、脂肪肝等慢性疾病；最主要的原因是，常喝那些食物易形成血濃高、血雜質增多，以致血液循環不良與代謝失調。

心血管若長期雜質多，心臟必須加大壓力才能正常行血，時間一久即形成高血壓症，體虛氣弱無法加大壓力者，即形成低血壓症；而肝臟是人體的養分儲藏室，血濃高、雜質及油脂過多囤積於肝臟中，便形成脂肪肝，同時也造成腎臟負荷，負荷過量致失調，即引發腎臟疾病。

而且，如果喝奶或優酪乳再配加餅乾或饅頭一起吃，則血濃更增高，尤其配吃強酸燥熱已劣質化的餅乾，更容易引發疾病，所以，個人認為不妥。一般人喝奶時多數配加酸性食物，如饅頭、麵包、蛋糕、餅乾，或三明治（菜不多）等，很少人配蔬菜一起吃，所以才造成營養不良、體質酸性化，以致易發生病變。

每個人體質不同，生活作息與飲食習慣都不同，故個人認為不宜「一概論」，某種食物有人適合吃，有人吃了之後會更難過，所以需「因人而異」辨證飲食，才是安全、合理的方式。

而保持微鹼體質卻是每個人都需要的。

以上個人體驗請做參考，衷心期盼你我能避免錯誤認知，以免因誤解而長期誤吃誤傷，以致引發慢性疾病，或讓病情更惡化，這樣豈不冤枉？

中華自然療法世界總會 前總會長 歐陽瓊

【推薦序】

維護健康大家一起來

因為現代科技的發達，讓我們的生活型態一百八十度大轉變，當然也改變了飲食方式與內容，造成原來可以輕易攝取足夠的天然食物，像是新鮮的蔬菜、水果，在快速與精緻化的社會文化下變得很難做到，很難吃得營養均衡，特別是鹼性礦物質與微量元素，更難攝取到足夠的量，取而代之的是過度加工與過度添加化學物質的食品，例如冷凍蔬菜或調理包，這樣的食品營養素大多流失，只剩下醣類、脂肪、蛋白質等多屬於酸性的營養素。於是營養素的攝取就容易變得不均衡、不完整，而導致酸性體質，許多健康上的問題因此而產生。

以前的醫療強調疾病的治療，而今以預防保健的角度作為出發點，而開始有所謂的營養治療。也有越來越多的研究證實許多營養素不僅可以促進健康，積極的還有改善疾病症狀的功效。

過去少有完整討論酸鹼體質與健康關係的專書，看到這一本書能夠詳實地解說與應用酸鹼食物與健康的關係，覺得可以讓我們許多觀念變得更清楚，是讀者之福，若我們可以知其然，也可以知其所以然，就不會盲從時下許多養生偏方，而能真正輕鬆、簡單地維護我們身體的健康。

營養師 黃苡菱

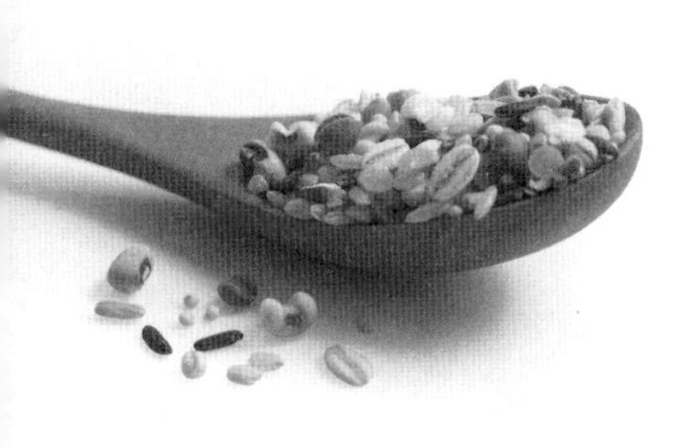

【推薦序】閱《做個鹼性健康人》有感 2
維護健康大家一起來 4

part 1
生命的奇蹟
體液與電解質的平衡 16
容易缺乏的營養素 18

part 2
享受微鹼好健康
微鹼體質好健康 24
最簡易的健康法：維持微鹼體質 24

part

3

維持在理想的微鹼狀態

如何維持在微鹼狀態 32

食物組合與酸鹼平衡 34

以呼吸法調整體內酸鹼性 40

腎臟功能與酸鹼調節 41

part

4

疾病的成因：發炎

發炎，是身體失衡的警訊 46

預防發炎乃健康之道 48

part 5

酸毒是致病主因

酸毒攻擊細胞，使正常細胞老化 52
癌症 54
心血管疾病 56
糖尿病 57
肝病 59
腎臟病 60
痛風 61
肥胖 63

過敏 65
便祕 66
疲勞 68

part 6

急性酸中毒的因素

為何會造成急性酸中毒 72
糖尿病酮症酸中毒 73
快速減肥 75
斷食及節食 75
急性酸中毒，重在預防 76

part 7
造成酸化體質的壞習慣
酸化體質不是一天造成的 80
最好少量喝酒 81
莫把健康燒掉了 82
睡眠與健康 84
常吃消夜，體質酸化 86

part 8
健康的微鹼性格
情緒決定健康與疾病 90
造成酸毒的情緒 92
常保微鹼好心情 97

part 9

現代人的飲食弊病

為何現代人會有飲食病 102
加工食品造成營養不良 102
可怕的性早熟 105
都是肉類惹的禍 106

part 10

健康由腸胃開始

健康腸胃讓你更長壽 112
腸道內的細菌平衡與人體健康 115
維持健康腸道 118

part

11

健康的微鹼飲食

學會辨別微鹼性食物 124

維持微鹼的重要食物 134

健康的微鹼飲食法 143

常人微鹼食譜 168

part

12

維持微鹼的保健運動

健康長壽靠運動 186

莫讓身體缺氧 189

以運動燃燒酸毒 194

常保青春窈窕的微鹼運動 197

part 13
簡單的微鹼瘦身法 202
微鹼飲食身心健康 203
你可以隨意控制體重 206
常保微鹼：大腹翁與小腹婆的救星

part 14
微鹼生活救地球 210
莫讓地球酸化 213
微鹼飲食最環保

part

1

生命的奇蹟

人類的健康不是靠醫藥，而是靠營養來維護的。
營養影響每一個人的健康與幸福。
過度加工的食物會失去很多營養，
而缺乏一種營養會連帶缺乏多種營養。
過去，人們強調營養攝取是以預防缺乏為前提，
現在則應以預防各類疾病及阻擋環境中有害因素為要點。

體液與電解質的平衡

一切生命活動的基礎是什麼?是組成體液的水和電解質。

體液，是動物細胞內、外液的統稱。它是以水為溶劑，以一定的電解質和非電解質成分為溶質所組成的溶液。相對於外界大自然環境（機體的外環境）而言，存在於細胞周圍的體液，為機體的內環境。內環境的穩定與體液的容量、電解質的濃度、滲透壓和酸鹼度等有關。

正常人每天水及電解質的攝取和排出處於動態平衡，來源有飲食和代謝，排出的途徑有消化道、腎臟、皮膚和肺。體液中的無機鹽較少，大多以離子狀態存在。重要的陽離子有Na^+，K^+，

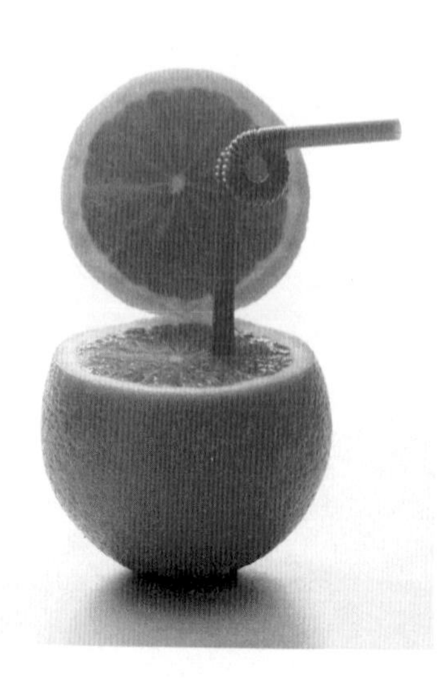

Ca^{2+}，Mg^{2+}等，陰離子有Cl^{-}、HCO^{3-}、HPO^{42-}等，這些離子在維持血漿滲透壓、酸鹼平衡及神經、肌肉的興奮性方面發揮重要的作用。一旦失去平衡，機體將會產生一系列的病理變化。

成人體液總量約占體重的百分之六十至七十，其中細胞內液約占三分之二，細胞外液約占三分之一。細胞外液包括血液、組織液、淋巴液和腦脊髓液，機體內細胞的物質交換都是透過細胞外液進行的。體液的含量可因年齡、性別、體型胖瘦及組織不同而存在明顯的個體差異。例如，肌肉組織中的體液占百分之七十五，脂肪組織中只占百分之十。胎兒體液含量較高，但在妊娠後期和出生後三至五歲內逐漸降低，出生零至一個月的嬰兒體液約占體重的百分之七十六，一至二個月時約占百分之六十五；一至十歲的小孩

水與電解質的平衡

水和電解質是維持生命的基本物質的組成部分。人體進行新陳代謝的過程實質上是一系列複雜的、相互關聯的生物物理和生物化學反應的過程，而且主要是在細胞內進行的。這些反應的過程都離不開水。而體內水的容量和分布及溶解於水中的電解質濃度，都由人體的調節功能加以控制，使細胞內和細胞外體液的容量、電解質濃度、滲透壓等能夠維持在一定的範圍內，這就是水與電解質的平衡。

體液約為體重的百分之六十二，男性成人體液含量比女性多，約占體重的百分之六十一，女性成人為百分之五十；六十歲以上男性為百分之五十二，女性為百分之四十六。

體液以水為溶劑，水是體液的主要成分，人體每日攝入水和各種電解質的量可有較大變動，但每日的排尿量也隨著變動，使水和電解質在人體內經常保持著動態平衡。

水和電解質在人體內經常不斷地變動和維持平衡，主要是透過機體的內在調節能力而完成，如果這種調節功能受疾病、創傷等各種因素的影響而受到破壞，水和電解質的紊亂便會形成。

酸鹼平衡的維持，正常人的體質保持著一定的PH值以維持正常的生理和代謝功能。人體在代謝過程中，既產酸，也產鹼，所以體液中H^+濃度經常發生變動，但人體能經過體液的緩衝系統、肺的呼吸和腎的調節作用，使血液內H^+濃度僅在小範圍內變動，保持血液的PH值在七·三五至七·四五之間。

容易缺乏的營養素

人體攝入的營養素中，不可缺少的是人體需要的各種元素，除碳、氫、氧、氮主要有機化合的形成存在外，其他各種元素無論含量多少，統稱為礦物質。一般情況下，常量礦物質每日需要量在十分之幾克到一克或幾克的元素，為鈣、磷、氯、鈉、鎂、鉀、硫等。微量礦物質每日需要從百萬分之幾克（微克）到千分之幾克（毫克），為鉻、鈷、銅、氟、碘、鐵、錳、鉬、硒、矽、鋅，這些都是人體不可缺少的營養素。

如缺脂肪，膽汁減少，則維生素A、D、E、K便不能吸收到血液中；缺維生素D，則鈣不能吸收，會引發缺鈣現象；如果僅僅單一的攝入維生素A，而沒有足夠的維生素E，以防止它受到破壞，亦是沒有用的；沒有適量的鎂，維生素B_6就無法吸收。

因為營養素相互間有密切的關係，例如：嬰兒缺鎂，會使細胞內的鉀脫出，致使大腸絞痛；維生素B_6攝入太多時，會引起B_2缺乏而發生口角炎。反之，B_2過多又會引起B_6缺乏，而出現舌痛等等。

人體的每個細胞都有防禦系統，但由於外界因素，諸如輻射、抽菸、污染、微生物感染等，人體內部產生自由基越來越多，就需要食用富含抗氧化作用與自由基消除劑的食品來阻止、抑制或結合致病因素，削弱自由基對人體的危害。具體作法則是補充更多的維生素C、E、胡蘿蔔素等必須的營養素。

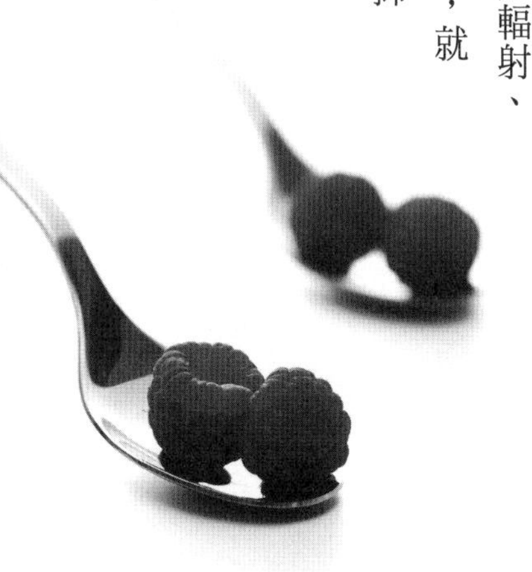

總之，蛋白質、脂肪、醣類、維生素、礦物質是人體不可缺少的營養成分，而礦物質、維生素在人體中發揮了維持酸鹼平衡的主要作用。尤其是礦物元素，對人體的酸鹼平衡更是發揮了重要作用。

這裡特別就鈣元素的作用多說明一些，讓我們瞭解鈣在維持酸鹼平衡中的重要性。

鈣離子是正離子，經常以游離、不安定的狀態出現，就像年輕的單身漢一樣，一直在追女生，窺視著想要和有負離子的酸結合，酸與鈣一結合就中和了，成為無害的物質，最後被排出體外。所以如果血液中鈣離子偏低，酸毒一直留在身體內成為酸性體質，當然會使身體產生不良後果。

人畢竟是由細胞結合的生命體，而鈣離子不僅存在血液裡，如細胞的外液（就是充滿組織與組織之間的溶液）和體液都有，更不可思議的是，在細胞的內液一點也找不到鈣離子的蹤跡，取而代之的是在細胞內液裡含有鎂，當鈣離子與鎂平衡時，細胞就會活化；但是，如果鈣離子減少，細胞內的鎂就會流失，細胞因之變老化。

鈣離子是無機離子中存在最多的一種。一般情況下，成人體內含鈣總量約為一千二百克，其中約百分之九十九集中於骨骼和牙齒中，其餘百分之一常以游離的或結合的離子狀態，存在於細胞外液、血液和軟組織中。成年人每日約有七百毫克的鈣進行更新，因此必須從食物中攝取鈣。

鈣離子對於心臟的正常搏動、血液的凝固、肌肉和神經正常興奮性的傳導、適宜感應性的維持及對細胞膜的滲透性、許多的啟動，均有重要作用。

鈣是構成人體骨骼和牙齒的主要成分，且在維持人體循環、呼吸、神經、內分泌、消化、血液、肌肉、骨骼、泌尿、免疫等各系統正常生理功能中發揮重要調節作用。維持人體所有細胞的正常生理狀態，都要依賴鈣的存在。可以說，人體沒有任何系統的功能與鈣無關，鈣代謝平衡對於維持生命和健康發揮至關重要的作用。

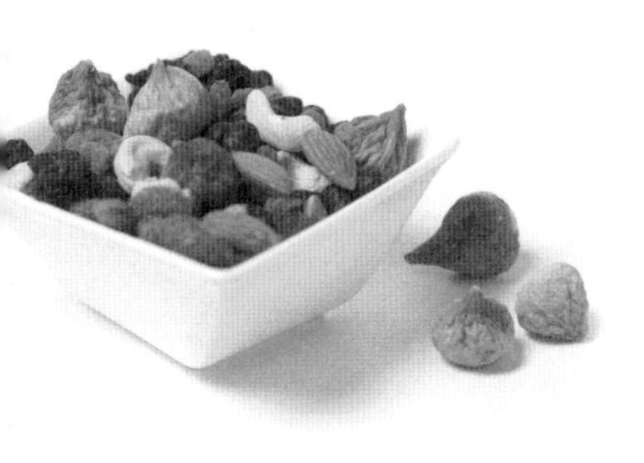

part

2

享受微鹼好健康

根據一項六百位癌症病人體液分布的研究顯示，
百分之八十五癌症病患屬於酸性體質。
因此，如何使體質維持在弱鹼性，是遠離疾病的第一步。

微鹼體質好健康

現代化工業的發展，給大氣造成了大量的污染，影響了人們的健康，因而如何建立起抗菌防毒的意識就顯得很重要了。其中最應解決的是如何防止酸鹼體質的危害，因為菌、毒的產生溫床就是酸性體質。當人體血清中鈣離子減少至三毫克／一百毫升以下，酸毒增多，體液PH值在七．〇以下時就形成酸性體質。

最簡易的健康法：維持微鹼體質

健康人的血液是弱鹼性的，約是PH值七．三五至七．四五左右。嬰兒也是屬於弱鹼性體質。人體內環境維持弱鹼最健康。醫學研究表明，人體環境的酸鹼度應該在七．三五至七．四五之間。也就是說，我們的體液應該呈現弱鹼性，才能保持正常的生理功能。

微鹼性的血液流動順暢，帶氧量、養分充足，能增強細胞活力和生命力；血清中鈣離子活躍而充足（每百克血清中約有四毫克），能清除附著於血管壁上的血脂膽固醇，防止血管

酸性體質的危害

- 血液色澤加深，黏度增加，甚至發黑而且混濁。
- 體液受到酸性物質的污染，細胞就會發生突變和死亡，組織器官功能下降，引發各種疾病。
- 酸性體質會使細胞的新陳代謝減弱，身體的抵抗力降低而易發生各種疾病，使皮膚變得粗糙、多皺紋、色素沉澱、臉色暗沉。
- 日本權威醫學文獻報導：人體的體液PH值每下降〇．一單位，胰島細胞的活性將下降百分之三十，且容易誘發糖尿病。
- 癌細胞周圍PH值為六．八五至六．九五偏酸性。酸性體質利於癌細胞的生存和轉移。
- 酸性體質容易使酸性物質在血管和肝臟堆積，形成脂肪肝和高血脂，引發其他心腦血管疾病。
- 酸性體質有利於氧自由基增加，不利於鈣的吸收。老年性常見疾病高血壓、高血脂、糖尿病、動脈硬化、心臟病、中風、腦血栓、腫瘤、老年骨質疏鬆症等均與酸性體質有關。
- 酸性血液，血液混濁，酸毒充斥，會使血管阻塞，循環障礙，代謝廢物無法排出，有利於各種病原體（病毒、細菌等）大量繁殖，形成多種疾病。

硬化，保持血管彈性，清除微血管酸毒，減少阻力，減輕心臟負擔；微鹼體質免疫系統功能維持在最佳狀態，能及時清除病原體，還能防止細胞突變。

但根據一項都市人健康調查發現，在生活水準較高的大城市裡，百分之八十以上的人，PH值經常處於較低的一端，身體也呈現不健康的酸性體質。如果體液偏酸，細胞的作用就會變弱，新陳代謝就會減慢，長期下來，女性的皮膚就會提早黯淡和衰老；少年、兒童會發育不良、食欲不振；中老年人則會引發骨質疏鬆症、動脈硬化、腎結石、關節炎、痛風、糖尿病、腎炎及各種癌症。

為什麼都市人會有這麼多酸性體質呢？這是由於一些美味佳餚悄悄地改變了我們身體的PH值，精米白麵天天吃，雞鴨魚肉蛋頓頓有，一旦這些酸性食物成為主食，酸性體質也

健康提示　水比食物更能維持體液平衡

專家表示：水是比蔬菜、水果更好的「中和劑」，水中的天然礦物質不需經過代謝就能被人體直接吸收，發揮維護體液平衡的作用。

就不知不覺地形成了。因此，要改善狀況得從飲食上著手。

判斷自己是不是酸性體質其實很容易，可以直接到藥局購買精密試紙再進行自我檢查（如果買不到，也可以去醫院做測試），尿液中的PH值一般為五．五至六．〇，如果早晨檢查發現PH值經常低於五．五，就可能屬於酸性體質。當然，到醫院進行體液檢查是最準確的方法。

保持鹼性體質應注意原則

多運動

多運動、多出汗，可幫助排除體內多餘的酸性物質。但由於現在人以車代步現象越來越多，運動量大大減少，長期如此導致酸性代謝物滯留在體內，造成體質的酸性化。所以應盡量多到室外活動，尤其是進行跑步、健身操、快步走或有氧運動，對調整酸鹼平衡大有幫助。

多吃鹼性食物

酸性食品和鹼性食品，是根據食物在人體內最終的代謝產物來劃分的，代謝產物內含鈣、鎂、鉀、鈉等陽離子高的，即為鹼性食物；反之硫、磷較多的即為酸性食物。鹼性食物有瓜果蔬菜、海藻類等；雞、鴨、魚、米等則屬於酸性食物。

人們通常會認為酸的東西就是酸性食物，比如葡萄、草莓、檸檬等，其實這些東西正是典型的鹼性食物。

注意喝水方法

我們總是習慣把水煮開的時候先不關火，讓水再煮一會兒。這是對的，但要注意在水煮開後要把壺蓋打開再煮三分鐘左右，才能讓水中的酸性及有害物質隨蒸氣蒸發掉，而且開水最好當天喝完。

想改善酸性體質，除了要注意飲食、加強運動之外，還要保持足夠的睡眠，特別要避免熬夜。

為什麼酸性體質容易生病？酸性體質會導致促反應效率下降，血液黏度上升，流動性下降，免疫功能下降，細菌和真菌在體內生存活躍，改變紅血球的物理特性，影響血液微循環的效率，因此容易引起疾病。

食物經分解後容易成為酸性，如蛋白質被分解後產生磷酸，脂肪被分解後就產生酪酸、乳酸，還有焦性葡萄酸等，運動後肌肉也會產生乳酸。

身體內所產生的這些代謝物質都是酸性的，所以必須以鹼性物質中和，如鈣、鈉、鉀等，其中尤以鈣占重要分量。

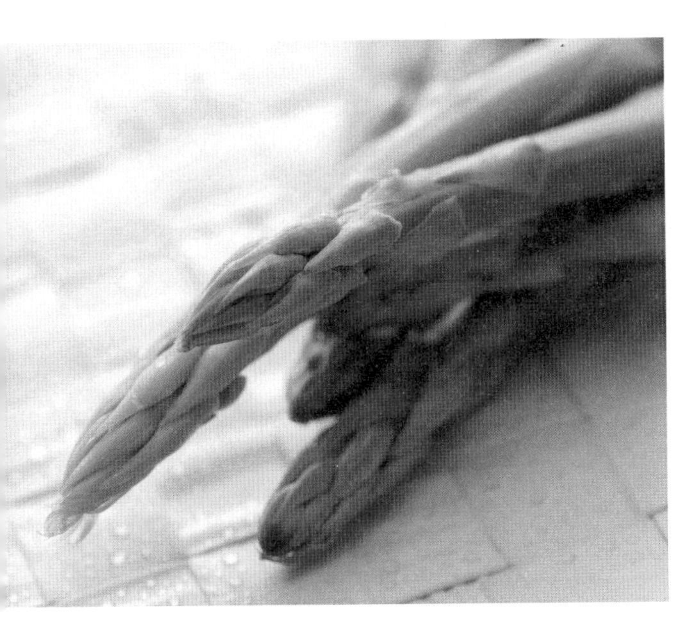

part

3

維持在
理想的微鹼狀態

過去，人們強調膳食營養是以預防營養缺乏為出發點，
現在則應以預防各類疾病及阻擋外界環境中有害因素為出發點。
人體的每個細胞都有防禦系統，但當內部產生的自由基越來越多，
就需要食用富含抗氧化食品來消除自由基對人體的危害。

如何維持在微鹼狀態

正常人的體液保持著一定的H^+濃度，即保持著一定的PH值，以維持正常的生理和代謝功能。人體在代謝過程中，既產酸也產鹼，故體液中H^+濃度經常發生變動。但人體透過體液的緩衝系統，肺的呼吸和腎的調節作用，使血液內H^+濃度僅在小範圍內變動，保持血液PH值在七・三五至七・四五之間。

血液中的HCO_{3-}和H_2CO_3是最重要的一對緩衝物質。HCO_{3-}的正常值為24mmol／L，H_2CO_3平均為1.2mmol／L，兩者比值HCO_{3-}／H_2CO_3=24／1.2=20／1。血漿內的碳酸濃度是由以物理狀態溶解的CO_2及與水生成酸鹼的量所決定。

就酸鹼平衡的調節而言，肺的呼吸是排出CO_2和調節血液中的呼吸性成分，即PCO_2，亦即調節血中的H_2CO_3。因此，機體的呼吸功能失常，即可直接引起酸鹼平衡紊亂，又可影響對酸鹼平衡紊亂的代償。腎的調節作用是最主要的酸鹼平衡調節系統，能排出固定酸和過多的鹼性物質，以維持血漿HCO_{3-}常有度的穩定。腎功能不正常，即能影響酸鹼平衡的正常調節，也能引起酸鹼平衡紊亂。

水電解質代謝和酸鹼平衡失調的預防原則是，體液代謝和酸鹼平衡失調常常是某一原發疾病伴隨發生的現象或結果，應及時採取措施以預防這類失調的發生。一般可每日靜脈滴注百分之五至十的葡萄糖溶液約一千五百毫升，百分之五葡萄糖鹽水約五百毫升，百分之十氯化鉀注射液（KCl）約三十至四十毫升，補充每日需要的水和葡萄糖，以節約蛋白質分解代謝，避免過量脂肪燃燒時可能發生的酮症酸中毒。

對發熱的病人，一般可按體溫每升高攝氏一度，從皮膚喪失低滲體液約三至五毫升／公斤的標準增加補給量。中度出汗的病人，喪失體液約五百至一千毫升（含NaCl一．二五至二．五〇克）；大量出汗時，喪失體液約一千至一千五百毫升。氣管切開的病人，每日自呼吸蒸發的水分比正常人多二至三倍，計一千毫升左右，均需在補液時增加補給。

腎調節酸鹼平衡的機理

- H^+-Na^+的交換
- HCO_3^-的吸收
- 分泌NH3與H^+結合成NH4$^+$排出
- 尿的酸化而排出H^+

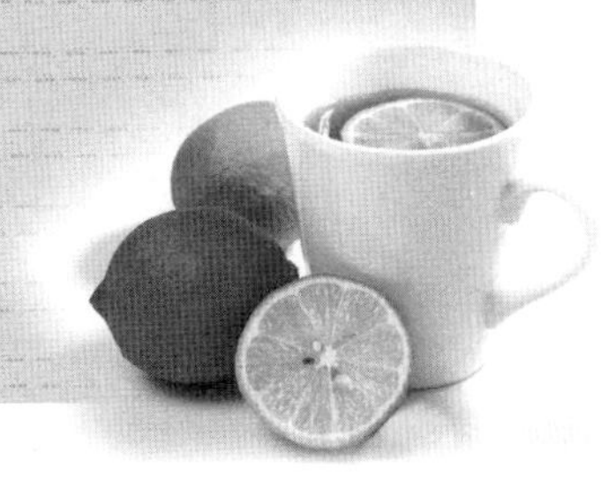

體液代謝和酸鹼平衡失調的治療應隨失調的類型而定。總體治療原則是解除病因、補充血容量和電解質，及糾正酸鹼平衡失調等。應補充當日需要量與前一日的額外喪失量，和以往的喪失量。但是，以往的喪失量不宜在一日內補足，而應於二至三日甚至更長時間內分次補給，以免過多的液體進入體內，造成不良後果。

但是，各種輸液、補充電解質或調整酸鹼的計算公式，只是作為決定補充液的量和質的一種參考，而不應視為一種絕對的法則。只要原發疾病能夠解除，體液的繼續喪失得到控制或補償，又能補充液體使血容量和體液的滲透壓有所恢復，機體自身具有的調節能力便能使體液代謝的酸鹼平衡逐漸恢復。

在治療過程中，應該密切觀察病情的變化，及時調節用藥種類、輸液速度和輸液總量。這些是醫院醫生應掌握的知識。慢性病患者平時主要靠飲食來調節酸鹼平衡，以飲食調節酸鹼平衡，就得先明白食物的酸鹼性。體質酸化或酸性體質的人應多吃鹼性食物，少吃酸性食物，使體液變成微鹼才有利身體健康，但一般正常人也不能過度飲食鹼性食物，因為過鹼也會有損健康。一般可按二比三之比例，即酸性食物二份與鹼性食物三份組合進餐。

食物組合與酸鹼平衡

慣於大量攝取酸性食物，當酸性食物攝取過多時，體內血液的酸度增高，血液流通的速度減慢，皮膚就會出現黯灰、無光澤、毛孔粗大、粗糙等現象。皮膚的微循環不順暢，容易導致油脂分泌紊亂，從而產生痘痘、粉刺現象。在乾燥的換季季節，酸性體質的人還經常容易出現皮膚搔癢、濕疹和過敏。

常吃消夜的人，體質容易變酸，所以時常交際應酬的生意人，通常壽命較短，

食物的酸鹼性

- **強酸性食品：**蛋黃、乳酪、白糖做的西點、烏魚子、柴魚等。
- **中酸性食品：**火腿、培根、雞蛋、鮪魚、豬肉、鰻魚、牛肉、麵包、小麥、奶油等。
- **弱酸性食品：**白米、花生、啤酒、酒、油炸豆腐、海苔、文蛤、章魚。
- **弱鹼性食品：**紅豆、蘿蔔、蘋果、高麗菜、洋蔥、豆腐等。
- **中鹼性食品：**蘿蔔乾、大豆、胡蘿蔔、番茄、香蕉、橘子、香瓜、草莓、蛋白、梅乾、檸檬、菠菜等。
- **強鹼性食品：**葡萄、茶葉、海帶芽、海帶等。尤其是天然綠藻，富含葉綠素，是不錯的鹼性健康食品；而茶類則不宜過量，最佳飲用時間為早上。

食療的重要觀念

- 人類的健康不是靠醫藥來維護的，而是靠營養來維護。
- 偏食是造成不健康的重要因素。凡是有益於健康的食物，不論自己喜歡與否，都應該吃，這才是正確的觀念。
- 營養影響每一個人的健康和幸福，也能影響一個人的思想、生活乃至事業。
- 盡量吃天然的食物，過度加工的食物常流失掉很多營養，例如全麥麵包比白麵包好，黑糖比純白糖好，越精緻的白米營養價值越少，氫化過的植物油失掉很多營養。
- 缺乏一種營養會連帶缺乏多種營養，例如脂肪、膽汁少，則維生素A、D、E、K不能吸收到血液中去。又如維生素D不足，則鈣不能吸收而引起缺乏。若沒有足夠的維生素E來防止維生素A受到破壞 ，吃再多維生素A也是沒有用的。
- 沒有適量的鎂，維生素B_6是沒有辦法吸收的。缺鎂時，鈣也會隨之大量流失。嬰兒缺鎂，會使細胞內的鉀脫出，致使大腸絞痛。因為營養相互間有密切的關係，所以必須要營養均衡。

- 營養間有平衡關係，例如：健康的人吃維生素B_6太多會引起B_2缺乏而發生口角炎。
- 反之，B_2吃多會引起B_6的缺乏而舌痛。但有B_6缺乏症時，吃多並不會有此現象，不過，不能長期高劑量地攝取單一營養素。
- 壓力會消耗身體大量的營養素，造成缺乏而致病。疾病通常分「警告」、「抵抗」、「衰竭」三個階段，應該在警告階段就要補充均衡的營養。這裡的壓力是指工作過勞、情緒不好、受傷、細菌或病毒感染、睡眠不足、運動不足、服藥或服毒等所形成的精神壓力和生活壓力。
- 有病要看醫生，但如能配合營養會加速痊癒，營養充足也可以減少醫藥的副作用。
- 營養學家不否定藥物對疾病的價值，想進行食療的人，不可以抱有像抗生素藥物對疾病那樣迅速收效的想法，但是食療卻有藥物不能達到的效果。因為它在治療某種疾病中，同時也能使全身獲得健康。

易患糖尿病、高血壓。

凡是晚上八點以後的進食就稱作消夜，吃消夜隔天會疲倦、賴床不起，肝也會受損，因為睡覺時，人體各器官活性力低，處於休息狀態，因此食物在腸子裡會變酸、發酵，產生毒素傷害身體。

早起的人身體好，人體在凌晨四點三十分體溫達到最低點，血液循環最快，因此古時候練功的人在四點三十分以前就起床。如果睡太晚，血液循環變慢，氧氣也跟著減少，變成缺氧性燃燒，會使體質變酸。

不吃早餐的人，體質容易變酸。一天三餐中，早餐占了七十分，午餐〇分，晚餐三十分。可見早餐最重要，但很多人普遍不吃早餐，更糟的是還養成吃消夜的習慣。所以從現在起要更重視早餐，學習如何吃早餐。早餐一定要營養而且要選擇能燃燒四至五小時的食物，才足夠一天的消耗量。

精緻食物加速胃腸老化，少運動且整天坐在辦公室的上班族最容易犯這種錯誤，因為吃得少，刻意選擇很精緻的食物而少吃粗糙的食物，這種人的腸子老化得特別快，肝功能差，大便是黑色的，而且常會便祕。因為精緻食物缺乏纖維素，會導致腸子功能變差，甚至萎縮，所有食物變成了毒素，使體質變酸，慢性病也開始出現。養生之道就是在日常生活裡吃出健康、吃出自信。

食用抗氧化食物消除自由基

「過去，人們強調膳食營養是以預防營養缺乏為前提，現在則應以預防各類疾病及阻擋外界環境中有害因素為出發點。」這是第七屆亞洲營養會議期間，由從事全球人類營養研究的歐亞美澳著名營養專家，為我們帶來的二十一世紀營養新概念。這一新概念將有助於人們從更深的層次上理解營養對人類健康的影響。

保羅．拉勒斯教授是美國新伯斯威克魯斯大學食物科學系主任，他在會議期間介紹了他的營養學研究新觀點——人體的每個細胞都有防禦系統，但由於外界因素，諸如輻射、抽菸、空氣污染、過度勞累、微生物感染等，人體內部產生的自由基越來越多，需要食用富含抗氧化作用與自由基消除劑的食品來阻止或抑制致病因素，消除自由基對人體的危害。具體做法是補充更多的維生素C、維生素E、胡蘿蔔素等。

有些中年人因工作忙、緊張或無法脫身，長時間連水都來不及喝，不吃早餐更是常事，長期下去會導致「水、營養缺乏症」，促發腦血栓和尿結石。經常飢不進食，還會引起胃潰瘍，誘發低血糖，甚至引起昏迷、休克。相反，經常暴飲暴食，更有損健康。

因此，只有定時定量、按餐按時進食，才能保證大腦機能得到充分發揮，使記憶、理解、思維、分析等能力處於較為理想的狀態。

以呼吸法調整體內酸鹼性

肺臟呼吸強度的大小、肌肉強健程度等，表現出一個人對外界各種環境的反應和應變能力，是生命力的標誌。透過以下幾方面的自我測試，可以對自身健康狀況有大致的瞭解。但由於各自情況不一樣，所得資料僅供參考。

• **心臟功能測試**：在一分鐘裡，向前弓背彎腰二十次，前傾時呼氣，直立時吸氣。彎腰之前先測試自己的脈搏，在做完運動後立即再測試自己的脈搏，運動結束一分鐘後再測，將此三項資料相加，減去二百，除以十，如所得數為〇至三，表示心臟功能極佳；三至六為良好；九至十二較差；十二以上請立即就醫。

- **呼吸功能測試**：在安靜狀態下正常地呼吸，記錄每分鐘的呼吸頻率。下述頻率為各年齡階段的最佳數，超過或低於該資料者均屬欠佳。二十歲每分鐘最佳呼吸頻率（一呼一吸為一次）為十八至二十次；三十歲為十五至十八次；四十歲為十至十五次；五十歲為八至十次；六十歲為五至十次。以呼吸法調整體內酸鹼度，可以嘗試腹式呼吸。腹式呼吸能將蓄積在肺泡內的二氧化碳等廢氣較徹底地排出體外，以減少酸毒；吸入更多的新鮮空氣，使氧氣充足，燃燒完全，可進一步使酸毒減少，預防體質酸化，促成微鹼體質。

腎臟功能與酸鹼調節

腎臟是調節酸鹼平衡的重要臟器之一，全身疾病的形成往往是罹患腎臟疾病而形成體質酸鹼平衡失調。腎功能的正常對酸鹼平衡調節有重大意義。

人體在新陳代謝過程中產生的一些代謝終產物和多餘的水及各種電解質，主要以尿的形式由腎排出。腎對維持機體水平衡和酸鹼平衡、內環境的穩定具有重要意義。腎臟是人體一個重要的排泄器官。腎臟將蛋白代謝產物、水分、鹽類和某些毒物，如毒素和化學物質等，從人體內排出。此外腎臟在水代謝和維持酸鹼平衡上也有重要的作用。腎臟機能不足時，則蛋白代謝產物及其他有毒物質會在體內蓄積，引起中毒現象和死亡。

正常時腎有濃縮和稀釋的能力，因此每二十四小時的排尿量由於飲水多少而不同。但正常時二十四小時排尿量不超過一點五公升，而其中所含的固體成分也比較穩定。尿液的形成是經過濾再吸收的過程，此外腎小管有分泌作用，如在遠曲管分泌肌酸酐和進入機體的異物如色素等。

在腎小球內，血漿和其中的各種成分，除蛋白質外，過濾到舒氏囊內，在腎小管許多成分再吸收入血。腎小球的過濾壓是腎小球內毛細血管中的壓力減去血漿的滲透壓和舒氏囊內尿液的壓力，因此如果血壓降低到一定的限度（四十毫米汞柱），則尿的過濾停止。過濾腎小球的尿液中所含的各種成分，因再吸收的程度不同，有的完全被吸收，有的被吸收一部分，有的則完全不被吸收。這些成分分為兩大類，一類是有閾物質，一類是無閾物質。有閾物質如葡萄糖、鈉、鉀、鈣、氯化物、磷酸鹽、尿素、尿酸等。這些成分在血液中有一定的濃度（閾），必須達到這個程度，才停止再吸收；無閾物質如肌酸酐、硫酸鹽，不管這些成分在血液中的濃度高低，全不在腎小管中再吸收，由腎小管過濾後即從尿中排出。

如果腎臟出現排泄功能障礙，酸毒不能及時排出而蓄積體內，可加速體質酸化；或大量鹼性物質如；鉀、鈉、鈣、鎂從尿中排出，也會促成體液酸化。因此，維護腎功能正常，是調節酸鹼平衡的重要關鍵。

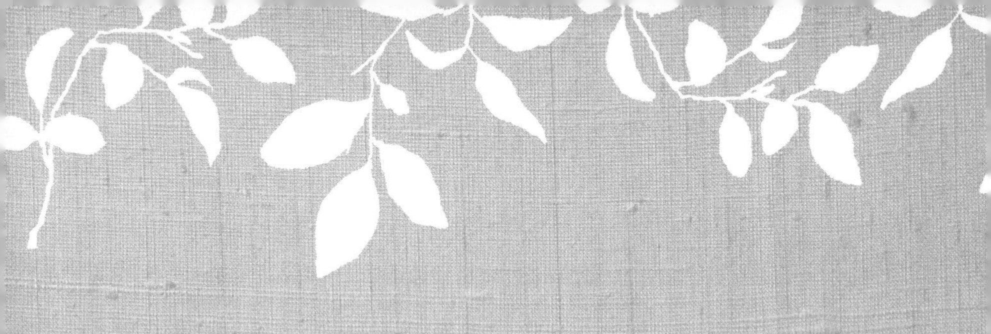

part

4

疾病的成因：發炎

中醫強調治病要治本，改善酸性體質就是抗炎的治本之法。
只有改善酸性體質，免疫功能才得以改善，
並能充分調整自身的抗病力和自癒力。

發炎，是身體失衡的警訊

炎症是一種複雜的反射性反應，這種反應是在進化過程中獲得的一種適應性的反應。炎症在各種致病因素作用下發生，一方面是全身的反應，另一方面有局部組織的反應。局部組織的反應包括變質、滲出和增生，而這三種改變又是相互關聯的，局部組織的反應是全身反應的局部表現。

炎症反應一方面是病理的反應，同時也包含有機體的代償和生理性的防禦作用成分。在炎症的發生和發展過程中，免疫系統有極重要的作用。

《黃帝內經》就有關於癰疽等記載。《巢氏諸病源候論》中也有關於以發炎改變為基礎的許多疾病的敘述，如癰、疽、丹毒、頭、臉、身體諸瘡等等，其中也說到炎症的基本症狀。炎症的局部症狀是紅、腫、熱、痛和功能障礙五項。如手指和腳趾有感染化膿時則腫大、發紅、局部溫度較高，有痛覺，手指或腳趾不能像正常那樣活動。這時全身反應可以很輕，也可能有發冷、發熱、頭痛、食欲不振、疲乏無力等反應。檢查血液時往往會發現白血球增多。這種局部的改變和全身的反應有輕、有重，這與病原的特點、病變範圍的大小、發炎的部位、炎症的程期及機體的反應性等都有關係，嚴重時甚至會致命。

從前文所說的事實來看，炎症時機體對於各種刺激物的適應性反應，帶有防禦的意義。如滲出物中的液體可以沖淡有害物質，纖維素可以限制有害物質的擴散，及各種白血球具有吞噬作用和酶的作用等。血管和淋巴的血栓形成則可以防止有害因素的散布。

結締組織增生可以限制炎症反應而使之局限化。體溫升高時，白血球的吞噬作用加強，代謝增強，使機體不適於微生物的寄生和抗體的產生，而且抗體的產生及有毒物質的破壞和排泄也都加快。

但是炎症的防禦作用不是沒有限制的，滲出物的形成也不是完全無害的，如滲出物是細菌的良好增養物；如白喉時的喉部假膜可以造成呼吸困難甚至窒息而致死亡；滲出物中的蛋白質類的分解物質吸收入血液時，可以使機體中毒；化膿性發炎時更有明顯的組織壞死及液化。

前一段也說到纖維素機化及纖維性黏連的害處。為什麼會發炎呢？是免疫系統的免疫功能障礙，引起局部或全身免疫力、抵抗力降低，病原微生物特別是細菌侵入人體，刺激白血球細胞、吞噬細胞前來包圍病菌而發生炎症。

酸性體質或體質酸化的人，免疫系統受到酸毒的破壞，導致身體功能障礙，甚至白血球細胞和其他免疫細胞也受到損害，病菌得到大量繁殖，肆虐人體，造成感染加重，損傷人體重要的器官、系統而奪去生命。

由此可見，體質酸化、酸性體質是免疫功能降低，引起感染發炎的重要原因。

預防發炎乃健康之道

一般局部皮膚炎症可給人警示：表示你的體質可能酸化了，免疫力、抵抗力減弱了。如果內臟特別是重要臟器如

炎症反應在進化過程中獲得

單細胞動物有阿米巴運動，伸出假足來吞噬外物，然後消化吞噬的外物（不能消化時，則將外物排出細胞之外）。這種吞噬作用是單細胞動物獲得營養的方法，同時也是一種防禦的方法。在複雜的多細胞動物身上，仍然保持著這種吞噬能力，此外對於侵入體內的外物更以白血球來包圍它。有血管和血液循環的動物，則在有害物質侵入體內時，會有血液流動的改變。隨著動物的進化和神經系統的發達，神經系統對於炎症過程的關係就越重要。

心、肺、肝、腎出現炎症，說明體質酸化嚴重，很可能已是酸性體質，免疫功能紊亂。當務之急，一方面要抗感染，更重要的是要改善和糾正酸性體質。改善酸性體質，防止體質酸化，更可預防炎症的發生。能預防發炎，當然就是遵循微鹼的健康之道了。

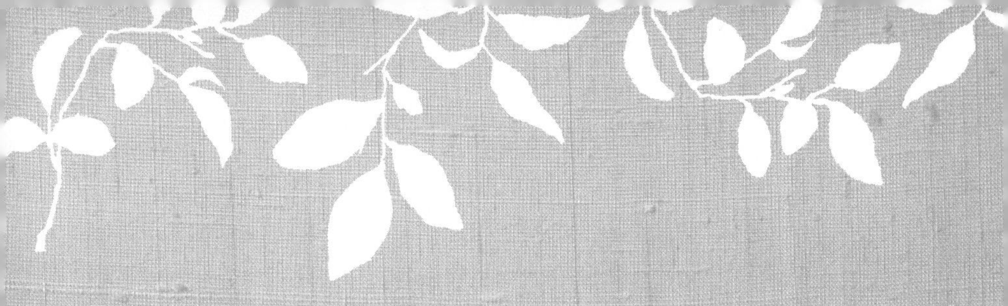

part

5

酸毒是致病主因

環境造成的身體酸毒、飲食引起的身體酸毒……

酸性體質的人，酸毒攻擊細胞，

人體正常細胞逐漸老化、退化，以至凋亡，

於是就會引起糖尿病、高血壓、痛風、肥胖、肝病、腎病、

骨質疏鬆、癌症等慢性重病。

酸毒攻擊細胞，使正常細胞老化

現代化、工業化帶來了嚴重的環境污染，工廠冒濃煙，飛機噴毒氣，汽車排鉛毒，農作物施化肥、噴灑農藥，使空氣中充滿了二氧化碳、一氧化碳、二氧化硫、氯氣等有害氣體；農藥、化肥及工廠排出的廢水，污染水源、水質。這些毒氣、毒物從鼻吸入，從口飲入，進入血液變成酸性物質，漸漸使人成為酸性體質。

特別是現代人的飲食習慣，常吃高脂、高蛋白、高熱量食物，在體內產生大量酸毒，使酸鹼平衡發生調節障礙，酸毒不斷在體內積聚而成為酸性體質。精神壓力、以車代步（少運動）等，也是形成酸性體質的重要因素。

酸性體質的人，酸毒攻擊細胞，人體正常細胞逐漸老化、退化，以至凋亡，就會引起糖尿病、高血壓、痛風、肥胖、肝病、腎病、骨質疏鬆、癌症等慢性重病。

現將酸毒所致的十大死因中的慢性病做一簡介：

看看你屬於哪一種體質

- **健康的人：** 血液的PH值在七．三五至七．四五之間，呈微鹼性體質。
- **酸化體質的「亞健康」人：** 血液PH值在七．三五以下，就出現介於健康和生病之間的所謂「半病人」，國際上稱為「亞健康」，又叫「中間狀態」、「游離狀態」或「灰色狀態」。據世界衛生組織一項全球調查顯示，全世界真正健康的人僅占百分之五，經醫院檢查確診有病的人占百分之二十，有百分之七十五的人處於亞健康狀態。
- **慢性重病的人：** 血液PH值小於七，即低於中性時就可能罹患重大的慢性疾病如高血壓、糖尿病、痛風、癌症等。
- **植物人：** 血液PH值下降到六至九時，會變成植物人（無知覺、無意識、全身呈癱瘓狀態）。
- **瀕臨死亡的人：** 血液PH值六．八至六．七時，人就會瀕臨死亡。所以，「六．八」是個致命的數值。

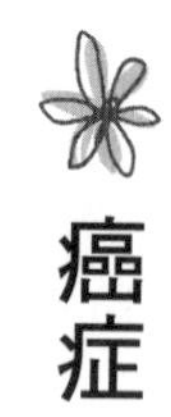

癌症

儘管目前對癌症病因還沒有完全搞清楚，但幾乎所有癌症患者都是酸性體質。

人體內的正常細胞隨時都可能突變成癌細胞。當人體維持在正常的微鹼性時，體內的免疫細胞能準確識別、及時將癌細胞吞噬消滅，比較不會得癌症。

癌細胞最適宜在酸性環境中生存，最適合的PH值是六．八五至六．九五。癌細胞與正常細胞相比，細胞孔是正常細胞的五十倍，在有氧和無氧條件下均能生存繁殖，在酸性和營養充足時，吸收養分的速度是正常細胞的一萬倍；癌細胞還可以無限和無序地繁殖，繁殖生長速度也是正常細胞的一萬倍。

癌症按不同的組織來源和發生部位可分為幾百種，其共同的特點是：癌細胞繁殖過程中，可釋放出帶陰離子電荷的酸性毒物，毒物的化學成分多達幾十種。

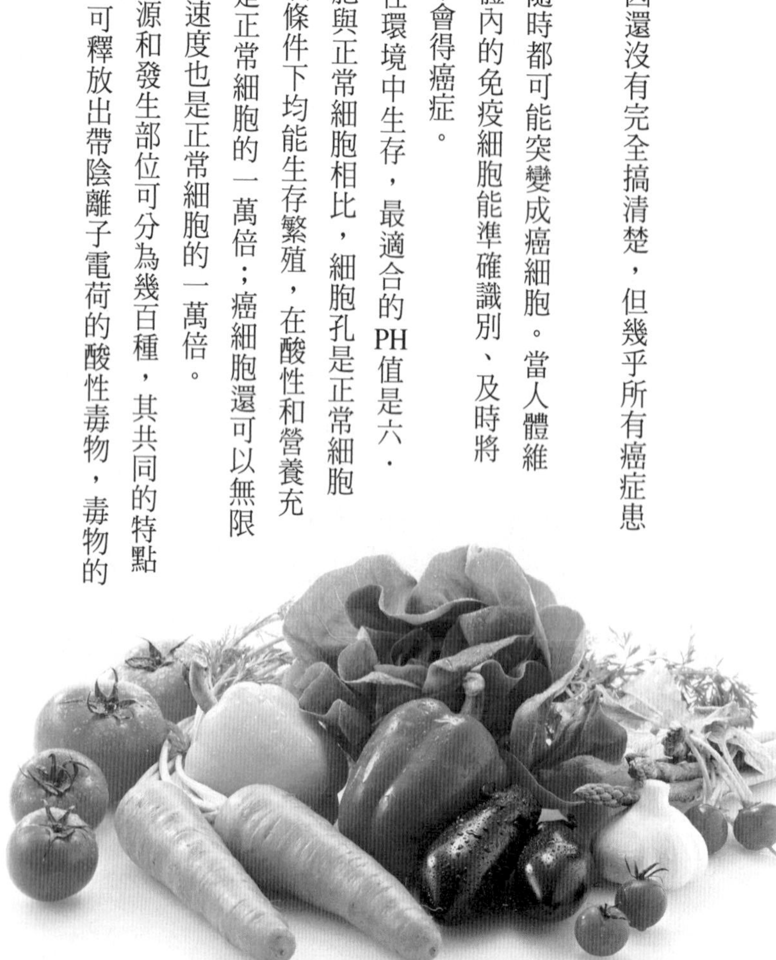

這些酸性毒物，一是在癌細胞周圍形成酸性保護層，使免疫細胞難以進入；二是酸性毒物可使免疫細胞失去活力，癌細胞就可侵蝕周圍正常細胞做自身營養，並浸潤蔓延擴散；三是酸性毒物可沿血管、淋巴管擴散，並聚結形成新的癌前病變灶，酸毒保護癌細胞實現轉移擴散，這種轉移擴散如無法控制，將侵犯多個重要器官受損衰竭，導致死亡；四是酸性毒物可隨血液循環到全身，加速全身體液酸化；五是這些酸性毒物可使數百種、上千種藥物發生化學改變而失去療效。

酸性毒物中，「激素L50」毒性

癌症食療

- 可選擇鹼性食物，保持人體正常弱鹼性。
- 適當補鈣，日需量一千二百至一千五百毫克，中和癌細胞產生的酸性毒素，降低癌巢電位，可減緩癌細胞分裂的速度，也有利於免疫細胞接近癌體，進而殺滅癌細胞。
- 選擇鹼性纖維蛋白保健食品，如甲殼素、靈芝、蟲草、香菇、猴頭菇、銀耳、海帶等，可在體內形成血小板纖維蛋白將癌腫塊緊緊包裹，阻斷其營養來源，使它長期處在體眠狀態，餓死癌細胞。經實驗證明，中晚期癌症腫塊會縮小或消失，就是有的癌腫出現纖維化、鈣化。

最強，可使患者大腦神經細胞中毒，失去食欲、消瘦、貧血、衰竭而死。

癌細胞在酸性環境中生存、繁殖的早、中期，時間一般是幾年至十多年，患者沒有什麼特殊感覺，僅有體液酸化，容易被忽視，不易診斷出來。隨著人體酸性體質的發展，早、中期如無預防措施，經過半年至一、二年時間，癌細胞的數量增長10^{10}至10^{11}時，患者就會有不適之感，這時到醫院檢查，可能已是中晚期癌症了。

截至目前為止，對癌症還無徹底治癒的特效藥，即使是暫時治癒，經過幾年、十幾年還是可能復發或轉移，這是癌症可惡之處，也是患者可悲之處。

因此，保持人體的微鹼性，可預防癌症。對於患者，若早檢查早發現，糾正酸性體質綜合治療，早、中期癌症治癒率很高，晚期癌症也可延長生命。

心血管疾病

達官顯貴、白領階層常出入飯店、餐廳，不是鮑魚、燕窩就是山珍海味，酒肉穿腸，產生大量酸毒，諸如膽固醇、三酸甘油脂、低密度脂蛋白等，使人形成酸性體質。這些壞膽固醇在酸性環境中最易囤積在血管壁上，促成動脈粥狀硬化，管腔變窄，甚至毛細血管堵塞。

由於全身小血管變硬、變窄、堵塞，使阻力加大，心臟必須加大壓力才能使血液流到全身，導致血壓升高，而形成高血壓。

由於酸毒（膽固醇之類）使冠狀動脈粥狀硬化就會引起冠心病，輕則心肌供血不足，重則冠狀動脈分支被酸毒結成的血栓部分堵塞，造成心絞痛；若是完全堵塞就會發生心肌梗塞，奪人性命。

酸毒沉積於腦動脈，引起腦動脈硬化；酸毒形成的血栓堵塞腦動脈，引起腦梗塞，出現中風偏癱。酸毒堵塞腦動脈，大腦供血不足，腦細胞萎縮，甚至血液缺氧，而使腦細胞壞死，形成血管性老年癡呆。要預防心血管疾病就要清除酸毒，多吃鹼性食物，創造微鹼體質。

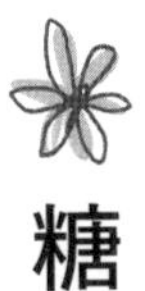

糖尿病

患者表現為吃多、喝多、尿多，體重減少。造成體內胰島素不足的原因，研究認為：

- 遺傳基因或調控神經內分泌網路系統中的某一個環節受損，致使調控失靈，胰島素 α 細胞被啟動，β 細胞受抑制，合成胰島素的功能減弱，或供應 β 細胞的原料蛋白質不足，合成量少，此項多為青少年的第一型糖尿病例。
- 中老年人的第二型糖尿病是由體液酸化，胰島素 β 細胞上的膜蛋白受酸性環境的影響，細胞老化或凋亡，導致功能減弱；胰島素β細胞分泌的胰島素原需胰蛋白的酶化啟動為活性胰島素，才能顯示胰島素的作用；體質酸化，人體組織會對胰島素產生抵抗，使胰島素失去作用；而胰蛋白酶最佳的PH值為七．七。酸性體質越酸，酶的活力催化功能障礙就越大。胰島素本身就是一種蛋白質，偏離了正常的微鹼性就會發生理化性質改變，使胰島素的活力降低。

日本醫學機構的研究證明，人體正常的PH值為七．三五，酶度每下降〇．一個單位，胰島素的活性就下降百分之三十。胰島素的活性降低，將加劇脂肪和糖代謝紊亂，產生更多的酸性物質，導致體液進一步酸化，使胰島素的分泌量更少，活性度進一步降低，由此惡性循環，體內酸鹼平衡進一步惡化，血糖利用率不斷下降，糖尿病日漸嚴重，以致

糖尿病食療

預防糖尿病，特別是中老年的第二型糖尿病，關鍵在於改變酸性體質。改變酸性體質，可以加強運動，排出體內的酸毒；日常多吃鹼性飲食，中和酸毒；多吃含纖維素的鹼性食物排出酸毒，降低人體組織對胰島素的抵抗，保持身體微鹼，增強胰島素活性，更是重要的舉措。

併發心、腦、腎病，危及生命。

肝病

肝病，本書特指慢性肝病。慢性肝病除了病毒性慢性肝炎外，現在最多見的是脂肪肝和因脂肪肝發展成的肝硬化。

脂肪肝是脂肪在肝臟中沉積超過肝臟重量的百分之五，或有一半的肝細胞被脂肪浸潤所形成的，這些脂肪就是酸毒。

每日酒、肉不斷，吃海鮮、喝啤酒、吃消夜、吃零食，都會吃進大量的酸毒。尤其是長期大量飲酒，酒精能直接使肝細胞中毒，酒精產生的熱量不被利用而變成脂肪，進入肝細胞就形成脂肪肝。肉類等酸性食物更是直接將脂肪帶入肝細胞，使肝細胞受損，肝臟功能障礙，肝細胞壞死，肝纖維化，

肝病食療

所以預防肝病要嚴格把住「口」這一關，不吃油膩的食物，不吃高脂飲食和高糖、高熱量飲食（含酒）。多吃鹼性蔬菜、水果，排出酸毒。使身體恢復微鹼，促使催化脂肪、分解脂肪的酶活化，脂肪化解了，則脂肪肝、肝硬化之類的肝病自然可以不藥而癒。

而發展成肝硬化。

上海市曾對二千名市民進行調查，發現脂肪肝的發病率達百分之三十，肥胖兒童脂肪肝高達百分之五十。中、重度脂肪肝有百分之二十五出現肝纖維化，有百分之一．五至八．〇發展成肝硬化，酒精性脂肪肝還易出現猝死。

酸性體質的人催化脂類的酶，分解脂肪的酶活力下降，吃入的脂肪或由醣、多餘熱量轉化成的脂肪大量蓄積，體質酸化，肝細胞膜最易被酸毒破壞，因而大量脂肪進入並存積在肝細胞，使肝細胞的功能喪失，甚至壞死。

腎臟病

腎病，本書特指慢性腎炎、腎病症候群、腎實質病變。

酸毒能引起腎病，腎病又產生酸毒，如此惡性循環，腎病會進一步加重。高脂飲食使人體變成酸性體質，不僅引起心腦血管疾病，還會損害腎臟，引發腎病。

有科學家用高脂飲食餵養大鼠，八週後發現尿蛋白明顯增加，血脂變高，尤其是血清總膽固醇及低密度脂蛋白增加，此即表示高脂飲食引起腎炎。專家們進一步研究高脂飲食引發腎炎的機理，是高脂飲食形成的高膽固醇血症，使尿中一氧化氮增高，使腎小球動脈硬化，腎小管間質損害。

膽固醇、一氧化氮都是酸毒，說明酸毒能損傷腎臟，引起腎病。腎病又使含酸毒的尿酸、尿素氮、肌酐等排不出體外，使體內酸毒日漸增多，使腎病加重。

此外，強酸性食物如牛、羊、豬肉、海魚、動物內臟皆含高普林，攝入過多這類食物，體內普林積聚，在體酸的情況下，產生大量尿酸，尿酸鹽沉積在骨髓質，引起尿酸性腎病，或形成結石沉積於腎或腎盂尿酸性腎結石；大量尿酸鹽結晶廣泛阻塞腎小管，導致尿流堵塞，而產生急性腎衰竭、尿毒症。

腎病的預防，就是要嚴格控制強酸性高脂飲食的攝入，增加體內酸毒的排出。而要增加體內酸毒的排出，就要多吃鹼性且有利尿作用的蔬菜。

痛風

痛風和糖尿病一樣，也是一種慢性代謝紊亂疾病，主要特點是體內尿酸過多或腎臟排泄尿酸減少，而引起血中尿酸升高，臨床上稱為高尿酸血症。尿酸是普林代謝的終末產物，而普林是由人體細胞分解代謝產生的。體內普林代謝紊亂或腎臟排泄障礙，嚴重的後果將是導致痛風性關節炎和尿酸性腎損害。

隨著人們生活方式和飲食結構的改變，高尿酸血症的人越來越多，發病年齡也有所改變，過去痛風病人多見於四十至五十歲以上男性或停經期婦女。近年來發病年齡有所下降，二十五至三十五歲患痛風的年輕人也不少。這與食入大量高普林蛋白質的強酸性食物有關，如各種魚、蝦、牛羊肉、動物內臟、白酒及啤酒等。

當體液PH值下降，普林代謝發生紊亂時，必然會導致尿酸生成過多，而引起高

預防痛風的方法

- **多飲水**：成人每天可飲三千毫升以上，以加強尿酸的排泄，防止尿酸鹽沉積在關節和尿路。
- **盡量少吃含高普林的酸性食物**：如動物肝、腎、胰臟、腦髓，及鵝肉、海參、干貝、生蠔、沙丁魚、魚子，各種肉汁、肉湯。
- **忌飲酒、咖啡。**
- **多吃鹼性的新鮮水果和蔬菜**：若無高血壓，可吃適量小蘇打以鹼化尿液，防止尿酸鹽沉積在腎臟。
- **避免劇烈運動**：否則易造成身體疲乏而呈酸性體質，而且急促運動易缺氧，無氧酵解會產生大量乳酸，使PH值下降，體液成酸性，誘使痛風急性發作。

尿酸血症與痛風。

人體內有許多酶參與尿酸的生成，如次黃普林——烏普林磷酸核糖轉移酶，它的活性增強時抑制尿酸生成，活性減弱時則尿酸生成增加，酸性體質的人體內酸毒促使酶活性減弱，因而酸性體質的肥胖人或高脂血症、高血壓、糖尿病患者都易患痛風，痛風也易引發這些疾病。

由此可見治痛風不僅要增加尿酸的排出，更重要的是要刺激或增強次黃普林——烏普林磷酸核糖轉移酶體內的活性來減少尿酸的生成，減少痛風的發作。

肥胖

肥胖雖然與遺傳有關，但現在絕大多數人的肥胖是吃得好、動得少造成的。所謂吃得好，是指高脂、高糖飲食吃得多。肥胖的人愛吃肥肉、愛吃甜食，肥肉、甜食都會在體內產生大量酸毒，使人體變成酸性體質。酸性體質的人，酸毒更易損害組織器官而發生高血脂症、動脈硬化、高血壓、冠心病、糖尿病、脂肪肝、痛風、腎臟病等威脅生命的疾病。

荷爾蒙異常，特別是女性荷爾蒙分泌失調，也是引起肥胖的一個因素。除了更年期婦女容易出現女性荷爾蒙失調、身體發胖之外，無論是肉類還是蔬菜、水果，在生產的過程中多

國際通用的體重指數公式

世界衛生組織根據亞太地區的人們制定了以下標準：

BMI=體重（公斤）÷身高的平方（m^2）

健康BMI=18.5～22.9

超重BMI=23～24.9

一度肥胖BMI=25～29

二度肥胖BMI=30

衛生署的肥胖判斷標準

BMI範圍（kg／m^2）	體型
BMI＜18.5	消瘦
18.5≦BMI≦23.9	正常
24.0≦BMI≦26.9	過量
27≦BMI≦29.9	輕度肥胖
30≦BMI≦34.9	中度肥胖
BMI ≧35.0	重度肥胖

用了促進生長和成熟的荷爾蒙，人們吃了這些食物，連荷爾蒙也一起吃進肚子裡，所以不僅出現中老年人內分泌失調性肥胖，兒童吃成小胖子的機會也增多，而且還會出現性早熟。

預防肥胖要多運動以消耗脂肪，更重要的是吃得合理、吃得科學，不吃肥膩、高糖、高熱量和過多荷爾蒙的食物；多吃鹼性食物則有利解酸毒，排出酸毒。中草藥大多屬於鹼性，可適當用於排酸毒減肥和調節內分泌。

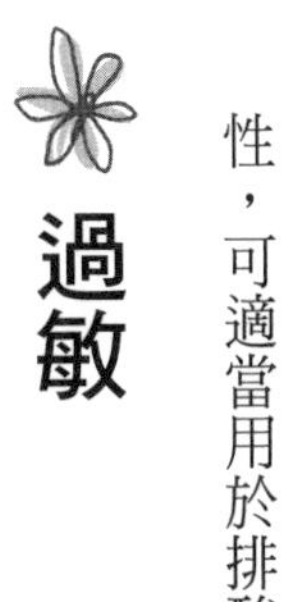

過敏

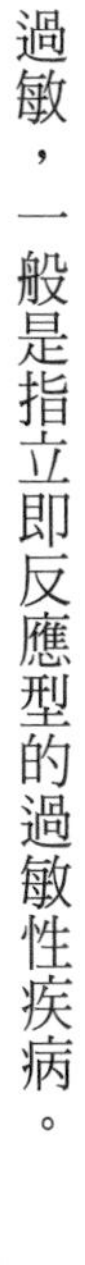

過敏，一般是指立即反應型的過敏性疾病。

過敏體質的人在花粉、塵、異性蛋白、藥物等過敏原的刺激下，迅速出現花粉症（過敏性鼻炎）、哮喘、蕁麻疹、過敏性休克等過敏性疾病。

當過敏性體質的人第二次接觸抗原（上述過敏原）後，數分鐘內就出現反應，醫學上稱為「立即反應型（第一型）過敏反應」。

參與這個反應的抗體主要是免疫球蛋白E（IgE），觸發肥大細胞和嗜鹼性粒細胞釋放出

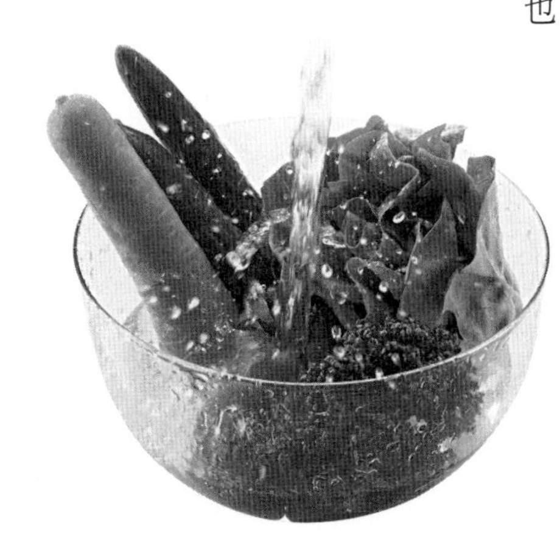

組織胺、緩激、SRS-A等多種生物活動物質。這些活動物質都屬於酸毒，能引起小脈、毛細血管擴張、通透性增加、支氣管平滑肌痙攣、腺體分泌增多、局部充血水腫和過敏性疾病。過敏性哮喘、過敏性休克甚至是取人性命的殺手哩！

中醫有用烏賊骨粉（碳酸鈣）、醫藥用葡萄糖酸鈣等鈣劑治療過敏性疾病，就是利用鈣離子中的肥大細胞和嗜鹼細胞所釋放的組織胺等酸性物質調節體液的酸鹼平衡，降低機體對過敏原的敏感性，抑制過敏反應。

鑑於過敏體質多屬於酸性體質，過敏反應時所釋放的又是酸毒，所以預防過敏，重點在於改變酸性體質和調節體液、血液的酸鹼平衡，宜多吃並常吃鹼性食物。

便祕

現代人飲食過精過細，加上運動少，大便極易蓄積在腸內，附著在腸壁上而難以排出，形成宿便。

宿便留在腸道，發酵後產生氨、硫化氫等酸性毒物，透過血管進入血液，使血液酸化，體質變酸；還會毒害全身組織器官，引起青春痘、黑斑、肝病、高血壓、心臟病、糖尿病、癌症、腎功能障礙等慢性頑固性疾病，從而加速器官老化，加速人體衰老而損命折壽。所以中醫說：「要想長生，腸中常清。」

日本學者透過追蹤研究，也指出宿便積留於腸道過久，一旦發酵，會發生某種化學變化，而產生毒素侵入各個組織器官，尤其是侵入人體最大排毒工廠——肝臟，其代謝、滅菌、解毒、淨化血液等功能便會降低，成為健康的天敵，甚至直接使人罹患不知名的病症，間接加速人體的老化，讓人在不知不覺中生命遭受侵奪，以致縮短壽命。

二十二歲的玉涵在美國留學的時候，臉上長滿了青春痘、黑斑、紅點、膿皰，玉涵什麼藥都吃過，青春痘仍然頑固地盤踞在臉上，於是，她專程回國找知名醫生治療。

經過檢查、對談，醫生得知她長期便祕，一週難解一次大便，而且解便時十分痛苦。看來通便是當務之急，遂用瀉下中藥，連吃三劑，臉上的青春痘居然消失過半。如此排毒一個多月，不但青春痘不見蹤影，連黑斑也褪去了，恢復了姣好的面容，玉涵高高興興又飛去美國完成學業。

由此可見，保持大便通暢，使體內酸毒及時排出，可減輕和治癒因便祕引起的許多疾病。

要保持大便通暢，防止便祕，就得多吃鹼性的蔬菜、水果，鹼性蔬果能中和酸毒，改善酸性體質，其所含豐富的纖維素又能促進腸蠕動，將大便和酸毒順利排出體外。

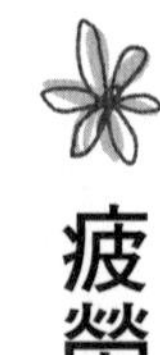

疲勞

一位朋友在上大學時，老師曾做過一次這樣的實驗：

找了兩個學生，一個平時愛吃肉，一個愛吃蔬菜，讓愛吃肉的學生連續吃三天紅燒肉、回鍋肉，只吃肉，不吃飯和蔬菜；另一個學生按照平時的吃法，蔬菜為主，稍加肉食。

第一天，愛吃肉的學生非常高興，感到很過癮；但第二天後，他開始感到精神不振；第三天後，他覺得全身痠痛，一身疲乏無力，甚至起不了床。

抽兩人的血液檢查，吃菜為主的學生血液PH值為七．四一，屬微鹼；吃肉的學生血液PH值七．二〇，呈明顯的酸性，進一步進行血液分析，吃菜為主的學生基本正常；吃肉的學生血液中有大量的乳酸、酪酸和碳等酸性毒物。

可見大量吃酸性食物，血中酸毒增多，會使人感到疲乏無力，一身痠痛。若長期吃酸性食物，會使人變成酸性體質，極易出現「疲勞症候群」。

有資料顯示，酸性體質的人常會感到身體疲乏，記憶力減退，注意力不集中，腰痠腿痛。最明顯的是體重，酸性體質者體重起伏不定，好不容易降下來的重量，很快又回復到原有水準，甚至更重。

肥胖的人，多運動一下即出現疲乏感，就是酸毒在作怪。所以要消除疲勞，首先要保持體液的酸鹼平衡，使身體恢復到微鹼。除適當加強運動排出酸毒外，主要還得求助於鹼性食物。

此外，酸性體質的中老年人易發生骨質疏鬆、骨質增生（骨刺）及其他病症，因為人體體液偏酸性的時候，血液中的鈣與酸性物質結合會產生鈣鹽，造成血液中的鈣降低。為了維持血鈣濃度穩定，骨骼中的鈣就會溶解補充到血液中，從而出現骨質疏鬆。

一方面是消化道吸收鈣的功能減弱，攝入的鈣元素不足，在副甲狀腺素的作用下，從骨骼中分解釋放出鈣，形成骨質疏鬆；一方面是體液的酸化加速了骨質疏鬆。血液中的酸性物質越多，中和酸性物質消耗的血鈣就越多；骨骼中的鈣溶解得越多，骨質疏鬆就越嚴重。

另一方面，鈣從骨骼中分解釋放到血液，同時還夾帶有膽固醇、磷酸等垃圾雜質，當血液的PH值下降時常會產生沉澱，沉積在人體內各組織細胞中，由少積多，沉積在骨頭的關節部位，形成骨質增生（骨刺）或椎間盤突出。

預防骨質疏鬆、骨質增生，就需從飲食中大量補充鈣質，使血鈣濃度維持在正常的高水準，並多吃鹼性食物，改變酸性體質，中和酸毒，防止血鈣與酸性物結合，就可防止骨頭中的鈣溶解。

part

6

急性酸中毒的因素

不科學的斷食、節食減肥，弊大於利，
易導致急性酸中毒和低血糖休克。
現在提倡多食減肥法──
多食富含鈣、鎂、鉀等礦物質的食物；
多食富含維生素B群和維生素C的食物；
多吃富含纖維素的食物。
切不可盲目、不科學地斷食、節食。

為何會造成急性酸中毒

急性酸中毒，主要見於高燒、嘔吐、腹瀉失水嚴重和急性腎功能衰竭、休克、糖尿病酮症酸中毒、各種乳酸性酸中毒。有些人採用快速減肥、斷食或節食減肥也易出現急性酸中毒。

現今糖尿病人增多，肥胖人口更多，所以在這裡著重介紹糖尿病和節食減肥引起的急性酸中毒。急性酸中毒的患者，初期會感到全身疲乏無力，極度口渴，小便增多、繼而減少，食欲不振，噁心嘔吐，腹痛、頭痛、全身痛。

嚴重時出現嗜睡，呼吸加深加快，呼出的氣有爛蘋果味（酮體味）。皮膚黏膜乾燥，兩顴潮紅，舌唇櫻桃紅色而乾，脈細而快，中醫稱為「陰虛火旺」。

危重時，血壓下降，四肢厥冷，眼球下陷，眼眶空凹，對光反射遲鈍，神志昏迷。只要化驗檢查，便可見血酮濃度增高、血脂增高、PH值下降等異常結果。

糖尿病酮症酸中毒

糖尿病在全身嚴重化膿性感染、急性胰腺炎，或外傷、手術、麻醉，或胃腸道疾病嚴重嘔吐、腹瀉、厭食嚴重，或妊娠分娩，或甲狀腺機能亢進，或飲食失調，或中斷胰島素治療，或對胰島素產生抵抗等誘導下，使胰島素絕對或相對缺乏，糖代謝嚴重紊亂，脂肪及蛋白質分解加速，就會大量產生酮體。

人體組織對這些酮體來不及氧化，肺和腎也來不及將酮體排出，於是血酮濃度明顯升高，可大於百分之五十毫克，發生急性酮症酸中毒。

糖尿病酮症酸中毒，早期會出現嚴重

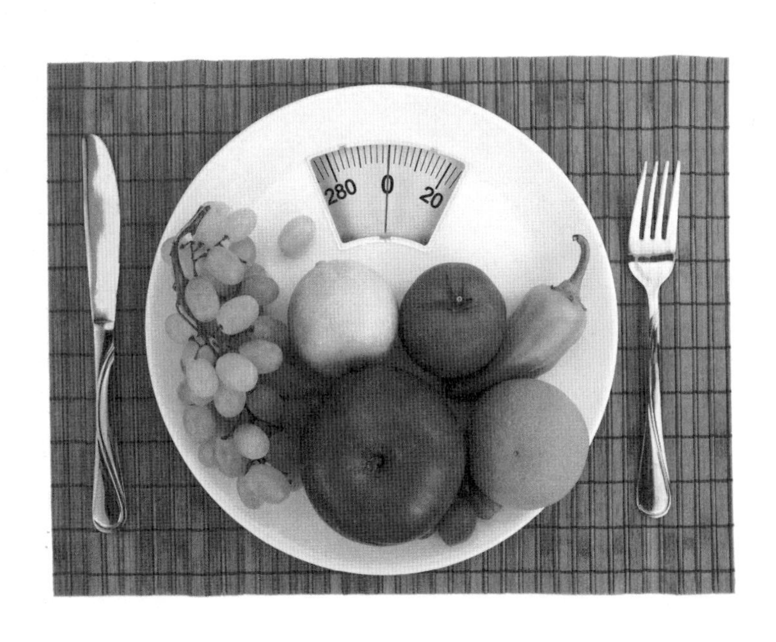

失水，由於大量糖尿和酮尿引起多尿症；患者噁心、嘔吐、厭食、飲水甚少；蛋白質分解加速產生大量磷酸、硫酸、酮酸等酸毒，排出時又損失不少水分和鈉鹽等陽性離子；失水多使細胞外液中葡萄糖濃度增高、滲透壓增高，細胞內水等向細胞外轉移，形成嚴重失水，造成酸中毒嚴重。

由於脂肪分解加速，游離脂肪酸明顯增高，形成酮酸、丙酮，酮體從腎臟排出而為酮尿，丙酮從肺排出而發生酮味，嚴重時PH值下降，當PH值下降到七．二以下時，刺激呼吸中樞，引起急促呼吸；再降至七．〇時，呼吸中樞痲痺，呼吸會反而減弱。

早期糖尿病酮症酸中毒，因多尿和嘔吐，可出現水電解質紊亂的血鉀過少症；晚期如果經過治療，腎會恢復排泄，但也可能出現嚴重的血鉀過少症而發生嚴重心律紊亂。

糖尿病酮症酸中毒，還可出現循環衰竭和急性腎功能衰竭。失水嚴重時，血容量降低，血壓下降，當收縮壓下降到八十毫米汞柱時，末梢循環衰竭而出現手足厥冷；當收縮壓下降到低於七十毫米汞柱時，腎的過濾功能消失而引起少尿或尿閉，出現氮質血症，引發急性腎功能衰竭。

糖尿病酮症酸中毒，丙酮和乙醯、乙酸對中樞神經直接毒害，加之失水、酸中毒、血壓下降、呼吸中樞累積的綜合損害傷及大腦皮層，導致意識障礙、精神失常，最終出現昏迷。

快速減肥

想快速減肥無非是從兩個方面著手：一是透過腸瀉，大量排脂、排毒；二是讓脂肪大量分解，將脂肪燃燒掉。

如果要快速減肥，三天內減輕體重十五公斤以上，必須大量腹瀉，使體內的水分大量喪失，造成嚴重的失水，但此時體液中鈉、鉀、鈣、鎂等鹼性陽離子流失，會形成酸中毒；失水嚴重，血容量降低，血壓降低，導致循環衰竭和腎功能衰竭。

要在短期內快速減肥，就得在藥物的作用下，讓脂肪大量分解，這個時候，體內的酮體會大量產生，組織和腎來不及氧化和排泄而使血酮升高，出現酮症酸中毒，與糖尿病酮症酸中毒的病理相同，臨床表現也一樣。

斷食及節食

曉季考上了英國劍橋大學，父母要她搭乘飛機去，她卻選擇了坐遠洋輪船，因為這樣可以沿途欣賞海景。

曉季一直覺得自己的身材不夠苗條，於是決定利用坐船的機會節食減肥。她常幾天不吃飯，只喝點果汁飲料。轉眼間，半個多月過去，眼看就到英國了，她卻香消玉殞了。

斷食、節食，實際上是減肥的飢餓療法。如果根據醫生的指導，科學地進行斷食、節食，對身體很有好處。

但是，長期斷食、節食，會導致醣類攝入極少或暫停攝入，為了維持生命，由肝醣原供給能量，當肝醣原消耗嚴重時，脂肪和蛋白質就加速分解，產生大量酮體而出現酮症，血糖濃度升高，出現酮症酸中毒，導致循環衰竭、腎功能衰竭、中樞神經受到嚴重損害而昏迷致死。飢餓嚴重，還能造成低血糖休克，乳酸性酸中毒而斃命。

以上糖尿病酮症酸中毒、快速減肥的酮症酸中毒、斷食及節食的酮症酸中毒，都屬於急性酸中毒，病情危急，死亡率高，都需立即送醫院搶救，不可掉以輕心。

急性酸中毒，重在預防

糖尿病酮症酸中毒的預防主要在於平時積極治療糖尿病，在醫生的指導下將血糖控制在正常範圍；盡量避免和消除引起糖尿病酮症酸中毒的誘因，如及時預防急性感染，防止外傷，注意飲食衛生，防止患胃腸道疾病，勿隨意中斷胰島素的治療或減少胰島素的用量，平時多吃富含纖維素的食物，降低對胰島素的抵抗，多飲水，防止失水等等。

快速減肥的方法不可取，須知欲速則不達，一定要拒絕使用快速減肥之法。

多食減肥法

不科學的斷食、節食減肥，弊大於利，易導致急性酸中毒和低血糖休克。現在提倡多食減肥法──多食富含鈣、鎂、鉀等礦物質的食物；多食富含維生素B群和維生素C的食物；多吃富含纖維素的食物。切不可盲目、不科學地斷食、節食。

part

7

造成酸化體質的壞習慣

現代人的不良生活方式，
如以車代步、抽菸、酗酒、沉溺於夜生活、常大吃大喝，
都是造成酸化體質的壞習慣。
酸性體質導致百病叢生，
所以要活就要改掉壞習慣，讓身體維持良好的循環。

酸化體質不是一天造成的

眾所周知，植物人是長期臥床，不能動彈的人。

如今，人們以電腦代替人腦，以坐車代替步行，許多要動手、動腳的工作也機械化、自動化了。工作只需坐著看看報表，打打電腦，體力消耗甚少，活動、運動更少之又少，加上食入的酸性食物又多，產生的酸毒也多。

不運動，不消耗，酸性食物產生的熱量就變成脂肪儲存起來；不運動，酸毒排不出去，日積月累在體內越積越多，就會加速體質酸化。

酸性體質導致百病叢生，所以美國醫學家、諾貝爾獎獲得者雷翁教授提出：「酸性體質是萬病之源。」而酸性體質所引起的疾病如心腦血管疾病、糖尿病、癌症等都是殺人的頑症。

所以，要活就要動！生命在於運動。

經常運動，特別是進行走路、慢跑、健身操等有氧運動，可以消耗熱量，消耗體內多餘的脂肪，使蓄積在體內的酸毒燃燒。

可見運動是促使酸毒燃燒的鼓風機，又是開通管道、排出酸毒的除障清掃機。

體內沒有了酸毒立足之地，酸化體質就會逐漸變成正常的微鹼體質，再兇惡的殺手也只有望風而逃，生命就鮮活起來，而且活得自在。

最好少量喝酒

酒是一把雙刃劍，既能殺人，又能活人。

長期大量飲酒，受到酒精（乙醇）毒害的，首當其衝的就是最大的「解毒工廠」——肝臟。

肝細胞一旦被酒精破壞，喪失解毒功能，酒精所產生的熱量不能被利用而轉為脂肪，大量脂肪進入肝細胞，肝細胞粒腺體的場所被霸占，物質的新陳代謝無法進行，大量酸毒積聚肝臟，就會形成脂

運動的三條排毒路線

運動還能打通三條排毒路線：

1.是加快血液循環，透過出汗排出酸毒；

2.是加快呼吸，透過呼氣排出酸毒；

3.是促進腸蠕動，使酸毒從大便排出。

肪肝，甚至要命的肝硬化。

長期大量飲酒還會加速動脈硬化，引起心腦血管疾病。

長期大量飲酒，易毒害中樞神經細胞，使人體失去對酸鹼平衡的調節能力，加速體質酸化。

少量飲酒，則可加速血液循環，加速新陳代謝，促使酸毒排出，所以世界衛生組織要求「節酒」，即喝酒少量最好。

美、英科學家對三十九至六十九歲的五萬人進行連續五年的觀察研究，結果發現，每天喝一杯酒（二十五毫升左右）的人，因高血壓、心臟病和中風死亡的危險，可以下降百分之七十九。

丹麥和法國科學家研究發現，每天飲用葡萄酒一至二杯的人，比不飲者心血管疾病死亡率減少百分之四十九。

莫把健康燒掉了

英國製造了兩個內臟透明的機器人，向人們展示抽菸的危害。

一打開電源開關，就見兩個機器人一根接一根地猛吸香菸，煙霧通過喉嚨，經過氣管進入肺臟。一會兒肺臟便充滿了黑煙。十多分鐘後切斷電源，機器人雖然停止了抽菸，但肺部已變得焦黑。

這個情景真教人怵目驚心，很多抽菸的癮君子當場就把口袋裡的香菸丟進垃圾桶，並下定決心不再抽菸。

世界衛生組織曾在一次國際會議上公布：有四分之一的癌症是由抽菸引起的。死於肺癌的抽菸者達百分之九十，死於喉癌者占百分之八十三。

抽菸還易引起動脈硬化、冠心病和高血壓及消化性潰瘍。

美國在一項針對六百萬人的調查統計中發現：每天抽菸一包以上者，大約折壽六至八年。

抽菸不僅傷害本人，還影響下一代。父母抽菸或父親抽菸每天達二十支，母親

少量飲酒有益健康

少量飲酒，可降膽固醇，減少血液黏稠度，防止血栓形成。

少量飲葡萄酒，不僅能降膽固醇，防止血栓形成，還有防癌作用。因為葡萄糖含有抗氧化作用的白藜蘆醇。

有專家指出，法國人吃多脂飲食者並不少，患高脂血症、冠心病的人卻不多，就是與法國人愛喝葡萄酒有關。

吸二手菸（間接抽菸），引起胎兒畸形的發生率占百分之一．七，胎死腹中者可達百分之二十至三十五。

香菸的毒素除尼古丁外，還含有氫氰酸、糖醛、氮、焦油、一氧化碳、芳香化合物等二十多種酸性毒物，吸入肺部首先使肺臟酸化；通過肺泡壁血管入血液、經血液循環到達全身、毒害全身的臟器。尤其能使末梢血管、毛細血管收縮，血液流通障礙，造成組織缺氧，產生大量酸毒，更加深其損害程度，嚴重威脅人體健康。

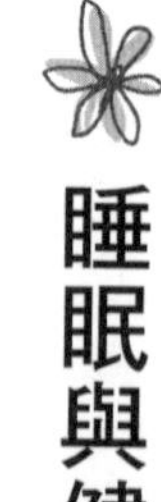

睡眠與健康

有人曾以狗做了試驗：A組狗每天只給水喝，不給食物，能活二十五天；B組狗飲食照常，但連續五天不讓狗睡眠，結果這隻狗只能再活九十二至一百四十三小時（三．八至五．九天）就死去。可見睡眠對健康具有多麼重要的作用。

人類自古以來就日出而作，日落而息，長期養成的規律作息，使人類壽命得以不斷延長。

人體內臟受自律神經控制，白天主要是交感神經興奮，晚上則是副交感神經興奮，若讓兩者紊亂，體液的酸鹼平衡也紊亂，就會百病叢生。

據統計，晚上熬夜的人罹患癌症的機率比正常作息者高出五倍。

曾在台大念書的阿希，雖然才二十一歲，但白天忙於緊張的學習，夜晚又身兼三職，睡眠時間極少，每天不到四個小時，不到一年就失去了年輕的生命。

現在不少年輕人不是拚命做，就是拚命玩，通宵達旦，未曾闔眼。這樣大量酸毒產生並積聚在體內，引起慢性酸中毒，促使組織器官衰竭而英年早逝者，大有人在。

上海市社科院亞健康研究中心二〇〇四年五月公布了一項調查結果，有百分之七十五的人處於亞健康狀態，其中白領占六成，健康亮起「黃牌」。長期超負荷工作，晚上睡眠品質不好，嚴重影響健康，小心因「紅牌」而被罰判下場！

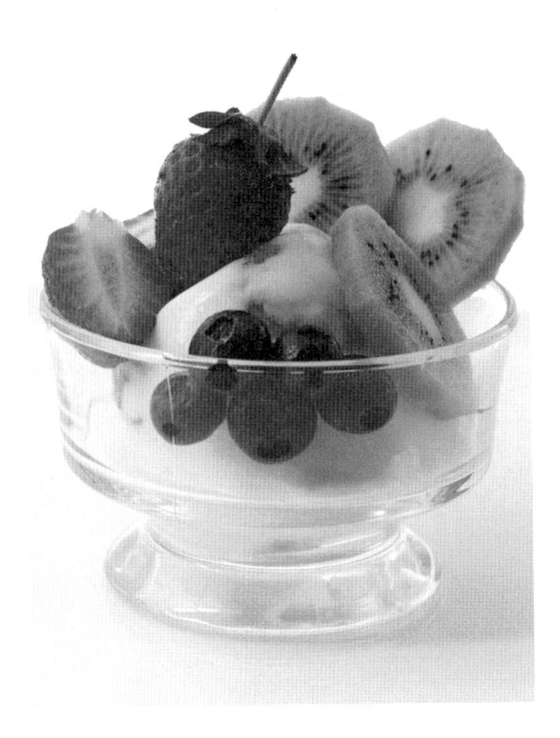

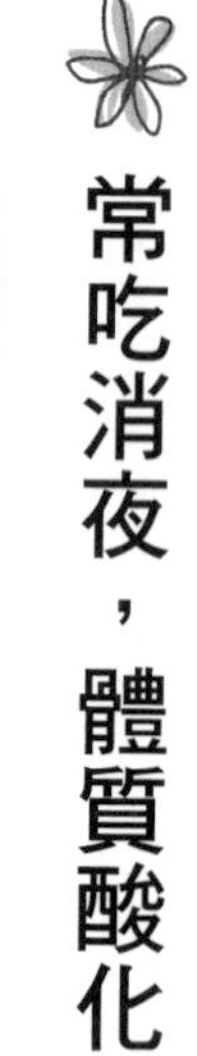

常吃消夜，體質酸化

夜幕落下，晚上活動正要開始——消夜已成為夜生活必不可少的一部分。

一般人消夜所吃的多為高脂、高熱量食品，有的還會加上啤酒或白酒，這些都屬於酸性食物的範疇。這樣吃進大量的酸性食物之後，上床便睡，體內酸毒無從排泄，日積月累便使體質酸化，變成酸性體質。

善養生者的飲食原則是：「早吃好，午吃飽，晚吃少且清淡。」

常吃消夜的人等於是追加一次晚餐，不但不清淡而且多油膩，這樣一來，就會吃進大量酸毒，加上該休息不休息，破壞了身體的調節功能，結果導致酸鹼平衡失調，酸毒肆虐人體，體質豈有不酸化

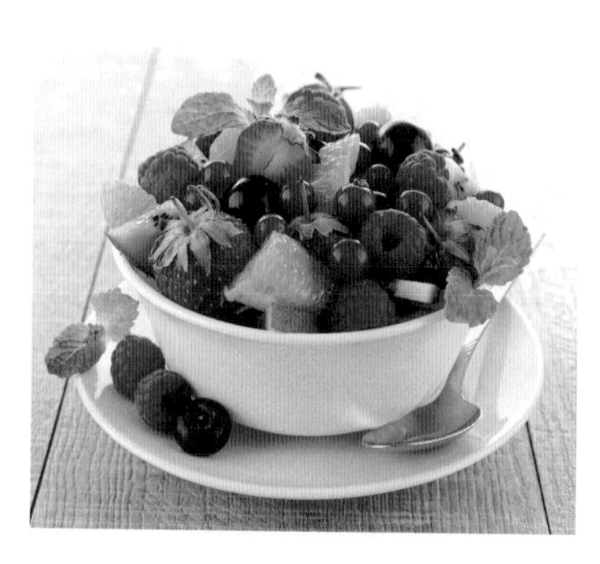

之理？

常吃消夜的人，血脂高者居多，肥胖、超重的也不少，高血壓、冠心病、動脈硬化、膽囊黃膽石症甚至腎病也常與他們結緣，臨床上還未見常吃消夜而身體健康無病者。

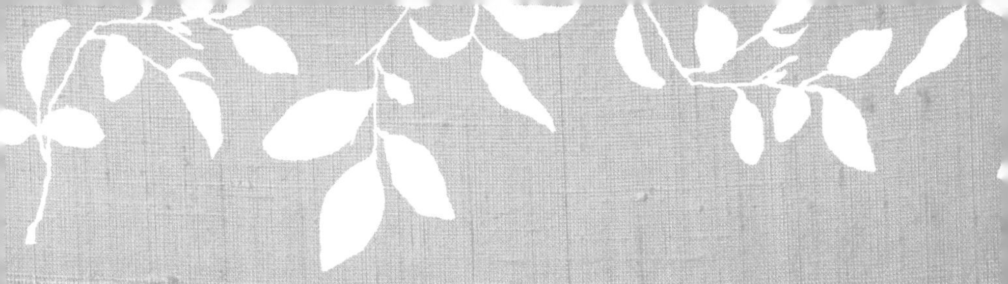

part

8

健康的微鹼性格

良好的情緒和性格決定健康長壽；不良情緒和性格決定生病機率。
減少酸毒來源和排除酸毒，改善酸性體質，
是預防不良情緒的不二法門。
樂觀能使腦下垂體釋放嗎啡肽類的快樂物質，
充分發揮自律神經和內分泌的調節功能，
使身體形成微鹼體質，就有好心情。

情緒決定健康與疾病

美國霍普金斯醫學院有兩位醫學家研究了性格與疾病的關係，認為性情抑鬱、情緒緊張、喜怒無常的人，比性格開朗、豁達樂觀的人容易得病，甚至會夭折。

他們對該院一千三百三十七名學生進行了調查，對每個人進行全面體檢和一系列生理實驗後發現，很多癌症患者年輕時都愛發脾氣。

他們又從一九四九至一九六四年的畢業生裡任意挑選了一百二十七人，依性格分成三組：第一組性格小心、穩重、不自信、適應性差、缺乏冒險精神；第二組性格活潑、主動、聰明、靈活；第三組性格比較複雜。經觀察隨訪，第一組的人患病率最高，死亡率也高，先後共十三人去世；第二組的人患病最少，全部健在；第三組的人健康情況介於第一組和第二組之間。

原蘇聯外科醫生波羅戈夫經過長期觀察得出——「勝利者的傷口比失敗者的傷口要癒合得快且好」的結論。

別依林的動物實驗證實了這一論點。他將同樣大小的兔子腿上切成一樣大的傷口，一組放在寬敞、安靜的房間；一組關在鐵籠子裡，不時用鐵錘敲打籠子砰砰作響，還將狗放進去，使兔子縮在角落裡嚇得發抖。

結果顯示，待在安靜房間的兔子傷口早已癒合，鐵籠裡的兔子傷口卻遲遲不見癒合；這也說明驚嚇、恐懼、憂慮不利於疾病的康復。

中醫學早在兩千多年前就指出情緒與健康的關係：過激的情緒，會「怒傷肝，喜傷心，思傷脾，憂傷肺，恐傷腎」，從而提出了「七情」致病學說，作為三大致病因素（外傷六淫，內傷七情，飲食勞倦傷身）之一。

中醫最早的一部經典著作《黃帝內經》在揭示上古百歲壽星的長壽之謎時指出：「無恚嗔之心，內無思想之患，以恬愉為務」是活到百歲的重要祕訣。

世界上最長壽的老人之一，是一八二三年出生的伊朗人阿巴斯．哈薩（一百八十七歲），當記者問他長壽的祕訣時，他回答道：「我有快樂的性格。」

著名百歲女作家冰心也說：「對我來說，保持健康的方法不是吃補藥，而是一句話：『在微笑中寫作，心情舒暢』，這也可以說是我的長壽維生素。」

有科學家指出，每次大笑十五分鐘，可燒掉一．五公克脂肪（但高齡老人不宜大笑）。從以上事例不難看出，良好的情緒和性格決定健康長壽；不良情緒和性格決定生病機率。

造成酸毒的情緒

現今社會競爭激烈，工作壓力、生活壓力很大，青少年學習壓力也大，加上快節奏、高效率，使不少人成天疲於奔命、緊張度日。遇到不順心的事，不是暴跳如雷，就是悲觀、厭世，精神抑鬱。所以臨床上發現情緒致病者比感染引起的疾病還多，而且非單純藥物所能治癒。

蕭然原是一家公司的祕書，每天的主要工作是接聽電話、傳達指令，十分輕鬆。後來，蕭然認為自己大學畢業，做這樣簡單的祕書工作沒有出息，於是自願申請調到業務部門。業務部面對的客戶有上千家之多，需要處理的問題千頭萬緒，紛亂複雜，頓時使她感到眼花撩亂，頭昏腦脹，但她仍然硬著頭皮做下去。

不到兩個月，蕭然便病倒在床，去醫院做健康檢查，沒發現問題。醫生便按神經衰弱處理，開了些鎮靜安眠藥給她。

蕭然原本覺得全身痠痛無力，上班打不起精神，晚上雖然服用了醫生開的安眠藥，依然睡不好覺，白天趴在辦公桌上，頭不想抬，眼不想睜。

上司看到她昏昏欲睡的樣子，建議她好好去醫院徹底檢查。醫生經過反覆詢問，得知她心理壓力太大，勸她請假外出遊玩散心。

於是蕭然聽取醫生的意見，去山明水秀的風景區遊玩了一週，感覺輕鬆愉快，什麼藥也沒吃，居然不藥而癒。

蕭然的一身痠痛，全身無力，中醫認為是「濕熱」所致，其實就是工作精神壓力產生的

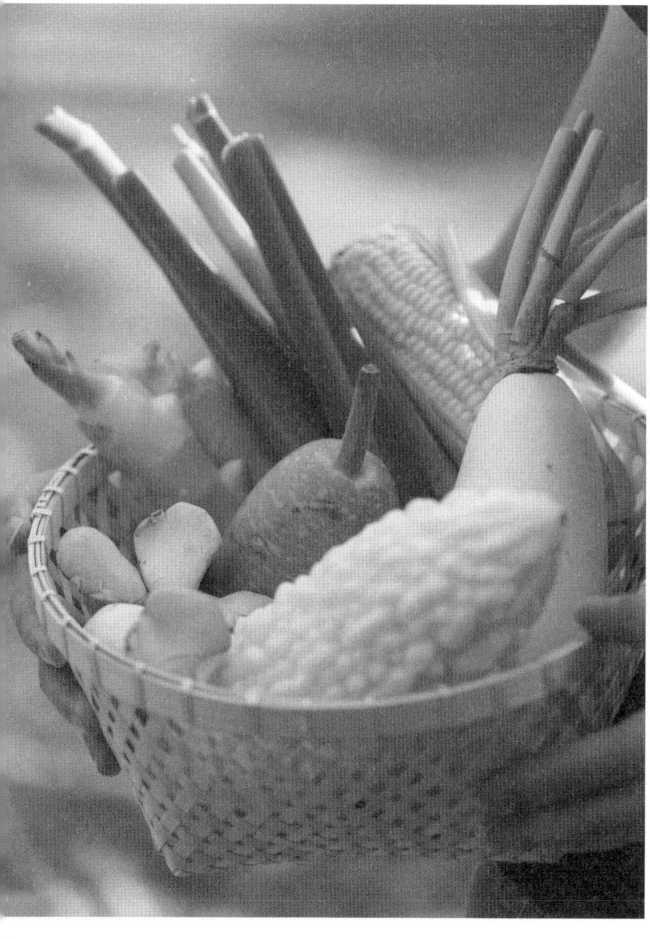

「酸毒」，外出旅遊散心，減輕了她的工作壓力，精神壓力也解除了；加上爬山運動，在風景區又以鹼性較強的野菜為食，排出了「酸毒」，自然不藥而癒。

英國生理營養學者阿那．坎明等曾以有過性犯罪的不良少女為對象，從飲食上使其以粗糙麥粉與蔬菜為主食，竟然使她們漸成個性溫和、態度和藹的少女。實驗證明，多食用含有豐富鈣質的鹼性食物，可以緩和神經過敏。現在英國以食用含豐富鈣質的食物改變不良少年的生活習性，已獲得豐碩成果。

有些病人或青春期男女會情緒亢進，是因其身體狀況異常，要使血液中的酸性毒物能夠順利地排出體外，就要不斷地消耗血液中所含鈣（鈣屬鹼性，能中和酸毒），因而鈣質不足。

例如，在非洲有兩個民族，一是馬賽族人，該民族逞強好勝，勇猛好戰，有粗暴的性格特徵，因為他們大多嗜食肉類及多脂肪的肉類所製成的香腸、臘肉和乳類等酸性食物；二是奇屈族人，該民族和藹可親，性情溫和，這是長期不吃酸性肉類，而吃蔬菜、水果等鹼性食物為主的結果。

自古以來，城市居民的脾氣有較為暴躁的傾向。這是因為城市中生活水準較高，偏食肉類者多，所食米麵又以越精細越好，而加工精細的米麵中，維生素、礦物質的損失最多，因此，城市居民的血液中易缺鈣質等鹼性元素，血液趨向酸性。

酸性血液、酸性體質的人，經常有手足發涼、易感冒及傷口不易癒合等症狀。嚴重的可直接影響到腦神經功能，導致記憶力和思維能力減退，甚至可引起神經衰弱和性情急躁等症狀的發生。

前蘇聯學者達尼列夫斯基近年來進行動物實驗：將鴿子分別餵以豌豆、熟肉、蛋白等食物。吃豌豆（屬鹼性食物）時，鴿群身體強壯，安靜而溫和；吃熟肉（屬酸性食物）時，鴿群變得易怒、好鬥；吃蛋白（屬鹼性食物）時，

良好的情緒避免疾病發生

良好的情緒所發出的資訊會刺激腦下垂體中的松果體，松果體會分泌褪黑激素，可以減輕精神壓力，提高睡眠品質，調節生物時鐘，而且可以加強免疫功能、抵抗細菌、病毒，防癌、防老年癡呆等多種疾病。

不良的情緒所發出的資訊，對松果體產生不良刺激，會抑制褪黑激素的分泌，可使精神壓力加大，副腎皮質機能差，導致體質酸化；生物時鐘紊亂、失眠，也會削弱免疫功能，引起多種疾病。

鴿群變得溫順、萎靡、膽小；而蛋黃（屬強酸性食物）則令鴿群大膽、勇猛，竟向靠近的人撲去，拚命用嘴啄或以翅膀攻擊人。

另外，熊吃穀物飼料和麩食（未加工的粗糧、帶麥麵粉屬微鹼性）最易馴服，動物園內吃素食（粗糧、蔬果屬鹼性）的猛獸也較易馴服。

很多研究證明，肉食中含有能強烈激發行為的酸性物質，可能正是這些酸性物質，引起肉食性動物煩躁不安、易怒，採用進攻行為。而常吃鹼性食物的動物，形成了微鹼體質，因而性情溫和、溫順、安靜。寺廟和尚長期吃素（鹼性食物），所以形成了「以和為尚」的微鹼性格。

現代醫學認為，情緒是由大腦中的下視丘控制，當外界的資訊由眼、耳、鼻、口、皮膚等感覺器官接收後，便將此資訊傳遞至大腦，再由大腦傳至下視丘（又名下丘腦），由下視丘傳給腦下垂體（腦垂體）。

腦下垂體是人體內分泌器官的司令部，它分泌各種荷爾蒙，指揮體內的自律神經（交感、副交感神經）和內分泌器官，如：腎上腺、甲狀腺、副甲狀腺、性腺、胰腺等，進而發揮調節作用。

良好的刺激、良好的情緒所發出的資訊，會使下丘腦、腦下垂體分泌使人愉悅的物質

（腦內啡），使自律神經協調，心理平衡。

不良情緒、緊張、易怒、悲觀、焦慮、抑鬱等，刺激下丘腦、腦下垂體，可使自律神經紊亂，內分泌失調，新陳代謝失常，產生大量酸毒，使體質酸化，導致百病叢生；體質酸化後，在大量酸毒的刺激下，自律神經、內分泌失調又會產生不良情緒，形成惡性循環。

所以，減少酸毒來源和排除酸毒，改善酸性體質，是預防不良情緒的不二法門。

常保微鹼好心情

微鹼體質的人由於體內無酸毒的不良刺激，下視丘、腦下垂體的功能正常，自律神經、內分泌也能充分發揮調節作用，因此生理、心理和諧、平衡。心理平衡，心態就好，情緒自然也好。

心態好、情緒好，任何壓力、精神打擊都能承受，都能排解，從而戰勝包括不治之症的任何艱險。

法國有個二十六歲的女孩患了子宮癌，子宮切除兩個月後，癌症轉移到右側卵巢，又進行切除；又過了兩個月，癌症又轉移到左側卵巢，又進行第三次切除手術；一個月後癌症又轉移到結腸，便切除結腸、肛門造瘺。她前前後後一共接受了八次手術、六次化療，頭髮掉光了，骨瘦如柴，奄奄一息，躺在床上等待死神的降臨。

一位朋友來看她，告訴她生命最寶貴，要建立信心，保住生命，勸她天天想高興的事。於是她想起三年前在海邊衝浪的情景——藍天白雲，陽光明媚，海鷗從身邊飛過，她感到與自然融為一體的美妙。

懷著對美好生活的憧憬，她開始練習站立，苦練兩個月後終於站了起來，然後，又頑強地練了兩個月，她已經可以使用衝浪板了。於是她每天都在海邊練習衝浪，身體也一天天地好起來。

這樣堅持練了兩年，身體完全康復了。去醫院複檢時，醫生嚇了一跳，沒想到她還活著，而且各項化驗指標都顯示正常。

樂觀而積極的心態、良好的情緒所產生的力

樂觀形成微鹼體質

樂觀能使腦下垂體釋放嗎啡肽一類的快樂物質，充分發揮自律神經和內分泌的調節功能，改善微循環，增加免疫力，防止酸毒積聚，使身體保持微鹼，形成微鹼體質。微鹼體質的人，生理、心理平衡，就有好心情。

量，常常超過我們的想像。

北京癌症學會曾做過一個統計，發現一千多個抗癌鬥士中，他們得以長期生存的經驗有兩條：「第一是樂觀，心態穩定，對未來充滿信心，對惡劣的環境、惡劣的刺激無所畏懼；第二是家人、朋友的關心、呵護和鼓勵。」

所以，常保微驗好心情，就能防止體質酸化，擁有健康、美好的人生。

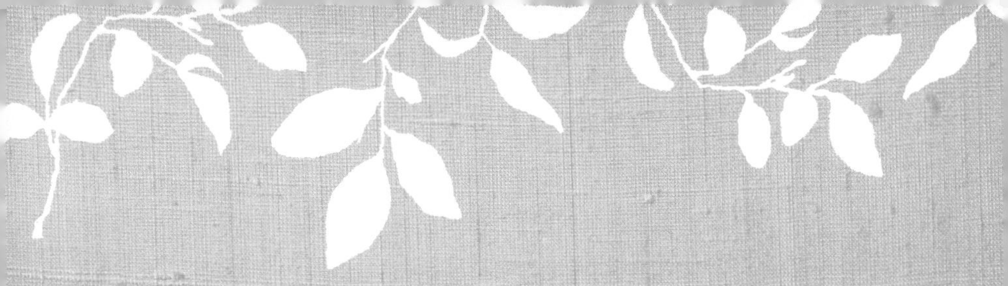

part

9

現代人的飲食弊病

現代人因為生活環境選擇太多、生活作息不正常，
加上黑心食品充斥，常引發人體的健康危機。
雖然生活在現今的我們，生活環境變舒適、精緻了，
但相對的影響腸胃及身心健康，
諸多加工食品都存在著健康的疑慮，
因此攝取天然的食物是當前不二的選擇。

為何現代人會有飲食病

現代人，特別是都市人，因社會競爭、工作壓力、居住環境、精神心理等諸多因素，引起生活方式的改變和飲食習慣的改變，飲食朝向西化、歐美化，常吃速食食品，其實，諸多加工食品都存在著營養和食品安全上的弊端。

加工食品造成營養不良

- 大量進食營養素含量低，含脂肪或醣類熱量高的加工食品，會造成營養不良。
- 歐美式西方食品，大多含醣類、蛋白質、脂肪，食品的生理酸性成分重，幾乎不含食物纖維素，水溶性維生素B和C很少，礦物質很少，吃後全被消化吸收，幾乎不剩殘渣。長期食用，會造成纖維素、維生素B群、維生素C和礦物質缺乏，使人體消化系統功能、腸內酸鹼環境失去平衡，體液酸化，大便不順暢，經常便祕。帶來的結果是：肥胖、高血脂、高血壓、糖尿病、癌症的發病率增加。

- 速食料理包或罐頭加工食品等，屬生理酸性食物，營養素不全，長期食用易導致體液酸化。同時在醃製加工過程中，加有少量的硝酸鈉、亞硝酸鈉等化學成分，一是為了防腐，二來這些化學成分會與肉中的血紅素、肌紅素發生化學反應變化，使肉質變成美麗的玫瑰紅色，可刺激人的食欲，但對人體有害，在人體內殘留物積蓄超過百分之〇．一，會引起酸中毒，表現為頭痛、嗜睡、嘔吐、腹痛、發熱、呼吸急促等症狀，對兒童危害更大，不宜多吃。同時，硝酸鈉、亞硝酸鈉在體內腸道微生物的作用下變成一種致癌物質亞硝胺，易導致胃癌、腸癌及乳腺癌的發生。
- 燻烤、煎、炸食品，風味獨特，香氣誘人。這些肉類食品均屬酸性食品，如長期食用，又缺乏大量的綠色蔬菜及水果等鹼性食物來調節酸鹼平衡，易釀成體液酸化，誘發多種疾病。同時，肉類在燻烤加工過程中，會產生致癌物質，可誘發胃癌、腸癌。
- 色香味俱佳的油炸食品，不僅營養成分遭到部分破壞，還會產生多種有害物質。在油炸的過程中，維生素特別是水溶性維生素C和B遭到大量破壞，脂溶性維生素A、E也受到破壞。高溫下的油產生氧化分解、聚合反應，產生醛、酮、低級脂肪酸、氧化物、環氧化物、內脂等物質，對人體「酶」系統有破壞作用，易使人中毒，表現為頭暈、噁心、嘔吐、腹瀉、呼吸不暢、心律減慢、血壓升高、四肢無力等。經常吃油炸食品，上述毒物（酸毒）會積蓄在人體內，可誘發癌症。

• 速食麵的主要成分是生理酸性的碳水化合物，還含有少量的味精、食鹽和調味品及食品色素、防腐劑等。據有關調查資料顯示，長期食用的人中，有百分之六十營養不良，百分之五十四患缺鐵性貧血，

加工食品影響健康

在加工食品中，除了農藥殘留問題外，還有：

- **微生物性污染**：據食品監檢部門經常抽查定期公布檢測出某些飲料、罐頭、食品，常有細菌超標，發生事故較多的是副溶血弧菌和沙門氏桿菌污染導致的食物中毒。
- **化學性污染**：其中鉛的污染較突出，最多的是皮蛋，其次為水產品（魚類、軟體類、甲殼類）、食用菌、奶類、蔬菜、果汁等。
- **食品添加劑濫用**：如甜味劑（甜蜜素、糖精鈉）常有超標；還有苯甲酸過量、色素過量等。最近美國華盛頓「負責藥物醫生委員會」在加州法院對麥當勞等七家速食店提起訴訟，稱他們的烤雞食品中使用了一種危險致癌物PHIP。

百分之二十三的人有核黃素缺乏症，百分之十六的人缺鋅，百分之二十九的人因缺乏維生素A而患眼疾。

此外，加工食品除造成營養不良之外，還可能有食品的安全性問題，會降低食品的營養價值，影響健康。食品安全問題，除政府在法律、法規、檢測標準上加強管控，還需要加強消費者的法律意識，消費者更應從健康角度出發，改變飲食習慣、改變生活方式，少吃加工食品，自己保護自己。

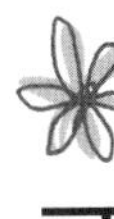

可怕的性早熟

前不久，《環球時報》報導了英國有一位世界上最年輕的祖母，才三十九歲就已「四代同堂」，她在十三歲就生了個女兒，經過十三年，女兒生了外孫女，而外孫女的父親比母親小兩歲，是個十一歲的男孩。這則報導引起了一些醫學專家的重視。

根據某城市「國小健康教育」調查，不少家長為自己孩子青春發育過早感到難為情，甚至還感到羞辱，可是經過祕密訪談後得知，國小三、四年級的女生月經來潮已非少數。

據有關統計資料顯示：國小生十歲月經已來潮占三分之二，較五、六〇年代相比提前了二至三年；十六歲以下的青少年觸犯強姦罪的較六〇年代增加了近十倍，如此可怕又嚇人的新聞，使很多專家感到悲哀。

生物學家指出：「人的生理壽命是以生長期長出最後一顆牙齒的時候——二十至二十五歲的五至七倍來計算人的壽命，最短一百歲，最長一百七十五歲，人的正常壽命公認為一百二十歲。」可現在的情況，國小生、中學生過於早熟，就意味著人的生長發育期提前，那麼，人的生理壽命還有一百二十歲嗎？這是誰的責任？原因何在？

都是肉類惹的禍

美國學者約翰・羅賓斯在其所著《新世紀飲食》一書中，揭示了「可怕的性早熟」原因，指出現代化的工廠、農場，大量餵食有毒的化學藥品和人造荷爾蒙給牲畜，這些化學藥品、荷爾蒙的殘餘物，就間接轉移到食用肉和乳製品的消費者身上。

約翰・羅賓斯在一個兒科醫生那裡見到許多性早熟的照片：一個四歲半的小女孩，有一對幾乎發育完全的乳房；一個才一歲大，牙齒沒長全的女孩子，胸前卻頂著用尺來量的乳房；一個五歲的小女孩，不僅有一對發育完全的乳房，外陰部已經長有陰毛，而且子宮發育完全，已經有了月經。

那位兒科醫生說，她已診治過上百位這樣的性早熟患者，其原因就是這些孩子受了肉和牛奶裡荷爾蒙的影響，當停止食用那些肉和牛奶後，性早熟的症狀就會減輕。

近二十多年來，除性早熟外，患慢性病的人越來越多，由「三高」（高血脂、高血壓、高血糖）變成「五高」（另加高血黏度、高尿酸值），進而發展成「八高」（再加高體重、高胰島素血症、脂肪肝），心血管疾病和癌症病人越來越多，並向年輕化發展。

這主要是膳食結構不合理，三大營養比例不合理，肉類脂肪過多，熱量過高。按正常人體熱量來源：醣類占百分之六十至七十、蛋白質占百分之十至十五、脂肪占百分之二十至二十五（一公克糖和一公克蛋白質產熱量四千卡、一公克脂肪產熱量九千卡），可簡化為醣類比脂肪比蛋白質為六比一比〇．八，而現代人是肉類脂肪吃得過多，熱量過高。

據台北市的一項調查（二〇〇二年資料），每人每日脂肪攝入量五十．八至一一〇．五克，較二十世紀六〇年代增加了百分之五四．四，其中動物性脂肪由百分之一一．六上升到百分之四七．六，超出標準百分之二十至二十五，在兒童和青少年更突出。

看看我們周圍的小孩，大多嬌生慣養，一些父母把孩子當成小皇帝，想吃什麼就吃什麼，肉類油炸食品如肯德基、麥當勞之類的速食吃得多，一個個長得胖胖的，家長們誤認為是孩子發育得好，其實這類孩子往往智商低，學習成績也不好。

醫生對愛吃肉的人群檢測

- 體重超標，大便乾燥、量少，常有便祕。
- 血液多呈酸性，鈣離子呈負平衡。
- 排出的尿液量偏少，尿液的比重大（一・〇二至一・〇三）。尿液的酸度高，PH值小於五・五。

尿液中含有大量的尿素、磷硫鉀，還有酮體（由脂肪代謝產生的）；常處於輕度酸中毒，對腎功能影響大，有可能造成「腎前氮質血症」（主要是蛋白質、脂肪食量過多造成）和「痛風」病。

攝入過多的肉類、脂肪對機體是不利的，它能促進膽固醇的吸收，血液中濃度增加。動物實驗顯示，食高脂肪飼料的動物壽命會縮短。據世界各地流行性病學的調查顯示，攝入肉類脂肪與肥胖、動脈硬化症的患者病死率成正比。肉類食量過多，蔬菜水果食量過少，會造成維生素、纖維素、礦質元素，特別是某些微量元素的缺乏，失去平衡，人體需要的某些營養元素就處於飢餓狀態，世界衛生組織稱其為「隱性飢餓」。

按生物學家的觀點，「動物處於飢餓和惡劣的內外環境時，發育快，生育繁殖代數快，死得快。」對於這個超高等動物，「肉類吃得過多，造成酸性體質，營養失去平衡，呈隱性飢餓，則發育快，壽命短，死得早，死得快。」「諾魯的故事」證明了這一觀點。

諾魯（Nauru）位於南太平洋約二十平方公里的小島上，人口不足一萬人，一九六八年獨立成立諾魯共和國，諾魯人世代從事捕魚和簡單的農耕生活。

一九〇〇年英國人在島上發現豐富高質量的磷礦，二次大戰之後，來採礦的外國公司支付給諾魯人稅費，諾魯人的收入猛然增加且一切費用由政府負責，每人每年享受政府三十五萬美元補貼，因而生活富足，於是他們放棄了捕魚和農耕，也不工作，所有的食品和淡水都依賴進口，吃西式歐美食品（酸性食品），垃圾食品氾濫，以車代步，生活方式發生了巨大變化，食品熱能快速增加，體力活動越來越少，不到二十年，諾魯人成了世界上最肥胖的人，全國只有百分之一．三的人能活到六十歲，現在是世界上平均壽命最短的國家。

財富和肥胖帶來的是一場健康的災難——糖尿病和心腦血管疾病（大約有百分之六十的人患了糖尿病）。自然界用「死亡」對人的「貧富和胖瘦」進行公正裁判和強行選擇。

從諾魯的故事裡，看到了飲食和生活方式對一個國家、民族的生存和發展是何等重要。值得提醒的是，在中國、臺灣、日本、印度和其他一些亞洲國家，正慢節奏地重複著諾魯發生的故事。

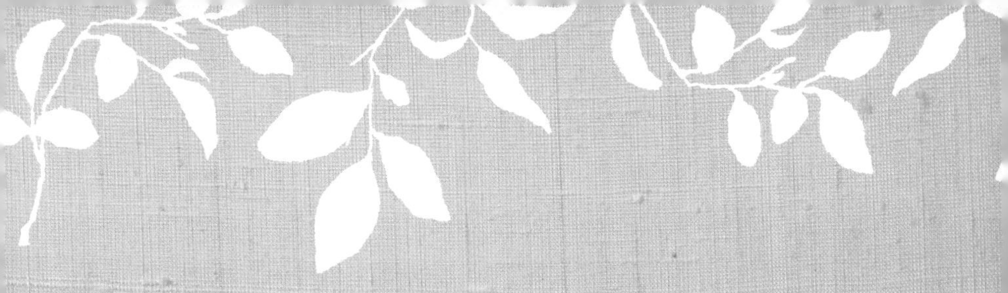

part

10

健康由腸胃開始

我們從食物中獲得的營養，
其中百分之八十的消化吸收在腸道，
如果沒有腸內的細菌就無法生存，
人體內沒有有益細菌就不可能健康，
所以說健康必須由腸胃開始。

健康腸胃讓你更長壽

腸道在消化液「酶」的幫助下，由腸道有益細菌將由胃傳導下來的食物研磨、分解，再由腸壁選擇吸收對人有用的營養物質；無用或有毒的殘渣則透過排泄系統排到體外。在我們的身體中，有許多肉眼看不見的細菌，生活在皮膚、咽喉、鼻腔、口腔、腸道及女性的陰道內。這些細菌被稱為「常在菌」，和我們是一種共生的關係，不可缺少。

人的腸道裡有上百兆數量的細菌

常在菌棲息最多的地方是腸道。人的腸道有七・九公尺，其中大腸一・五公尺。大多數常在菌生活在大腸中，種類超過一百種，總數量超過一百兆個。經研究證明，成人身體的構成細胞數六十兆個，而細菌數量多達一百兆個，細菌遠遠超過細胞數。如將這些細菌排成一列可繞地球兩圈多。這些天文數字的細菌可分為「有益菌、中立菌、有害菌」三大類，人體就靠著腸道三大類細菌日夜不停地進行著發酵和消化的工作，保持著身體的健康。

有益菌

以「雙歧桿菌」為代表，生活在大腸內。其次為乳酸桿菌，生活在小腸、大腸內，但主要分布在口腔、陰道壁處。有益菌以醣類和食物纖維為餌料，如澱粉食品、發酵食品、大豆寡糖、乳酸菌製品等都是有益菌的食餌。在平日膳食中增加有益菌餌料，可促進有益菌繁殖。

・以雙歧桿菌為代表的有益菌的作用

使腸內食物「發酵」，產生乳酸和醋酸等有機酸，腸道呈酸性，促進消化；製定產生和合成維生素B群，如B_1、B_6、B_{12}、菸鹼酸及維生素K_2和碘等，有一部分將被大腸吸收入血液到體內其他器官；刺激腸道蠕動，促進排泄，減少和消除便祕；使人皮膚變光滑，白皙紅潤，有美容作用；分解亞硝胺等致癌物質，預防癌症；抑制有害菌繁殖生長，保護人體免受病原感染；輔助和強化「淋巴T細胞」，增加免疫力，

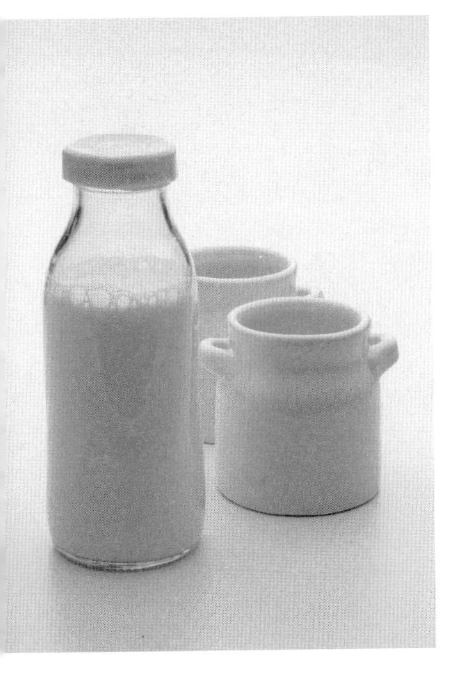

保持人體健康；促進酸鹼平衡，腸道內為酸性，則人體體液呈微鹼性，若腸道內酸性度降低，則人體體液鹼性度降低。

・有益菌占優勢便擁有健康

體內有益菌情況如何，可根據排便的情況來判定：每天固定時間排便，一天可排便一至二次為正常；大便呈酸性（用石蕊試紙檢測糞便液呈紅色），理想的酸鹼度PH值大於五．五；大便的顏色為黃色或黃褐色；大便形狀呈香蕉狀，長度二至三公分，不乾不硬不太軟；排便量一百二十五至一百八十公克或更多至二百至三百公克（香蕉狀糞便長十五公分重量約一百公克）；氣味、排便及放屁不太臭，沒有惡臭氣味。具備以上六個特點，表示這個人腸道內有益菌占優勢，身體是健康的。

●中立菌

主要有大腸桿菌、擬桿菌、真桿菌、厭氧鏈球菌等，它們全部生活在大腸裡。通常在腸內對人體健康有利，也有合成維生素B群和防止感染的作用。但當腸內沒有足夠好菌進駐，腸內呈鹼性環境時，有一部分中立菌可向有害菌方向轉化變成致病菌而引起感染。

●有害菌

在健康人體內約占百分之一，主要有魏氏桿菌（又名「威爾斯菌」）、沙雷氏桿菌（又名「沙門氏桿菌」）、梭狀芽孢桿菌、綠膿桿菌、金黃色葡萄球菌等。這些細菌大多數分布在腸道上部，喜歡以肉類、脂肪為食餌。它的危害在於在腸道內使蛋白質和胺基酸「腐敗」分解，使腸內呈鹼性產生便祕或腹瀉；產生有害物質，亦有產生致癌物質，使皮膚粗糙，促進老化；促進血壓升高，免疫力下降；促進腸內中立菌向有害菌轉化。

有害菌大量繁殖占優勢，表示不健康或亞健康，腸道內呈鹼性，而人體血液酸鹼度卻會下降呈中性或弱酸性或酸性。

腸道內的細菌平衡與人體健康

・腸道內細菌平衡

人體內以雙歧桿菌為代表的有益菌，促進著人體健康，人從生下來到死亡後相當長一段時間內，有益菌與腸道內數量最少的有害菌總是不斷發生戰爭，有益菌占優勢，人體就健康；有害菌一旦大量繁殖，就會促進腸道內的腐敗，產生對人體有害的物質，引起便祕及引發多種疾病。

・肉食分量過多會打破腸道內細菌的平衡

我們吃的食物結構不合理，會引起腸道內細菌群的變化，吃肉過多，主要是指蛋白質、脂肪過多會減少有益菌，使有害菌有充足的食物而大量繁殖，腸道PH值呈鹼性，又致使腸內腐敗作用旺盛，產生更多的有毒、有害物質，易患結腸癌。

・精神壓力

會釀成「過敏性腸道症候群」，使有益菌減少、有害菌增加，腸道運動出現或變快或變慢，或發生痙攣。有的人一緊張就會出現肚子抽痛、拉肚子，有的人過度思考後會出現便祕、大便乾硬難解。

・抗生素引起菌群失調

抗生素在殺死病源的同時，也將腸道內的細菌殺死了。大量使用多品種抗生素，會使有些有害菌產生抗藥性，如感染SARS（非典型肺炎），正是因金黃色葡萄球菌對「甲氧西林」等抗生素的抗藥性，易使患者抵抗力降低引起死亡。抗生素殺死有益細菌，但對病毒、真菌、黴菌無效，還會引起其他疾病。因此，在服用抗生素兩小時後，再服用乳酸菌及製品，幫助恢復腸道內的有益細菌。

・運動不足

運動不足對有害細菌的增加發揮催化劑的作用。有害菌的增長會使人變得少言懶語、不愛運動，降低新陳代謝活力，人體趨向老化。因此多活要多動，多動才能刺激身體代謝，從而恢復細胞新生，也能強健骨骼，增強活力。

・伴隨年齡增長，有益菌不斷減少，有害菌不斷增加

嬰兒從出生二十四小時內，腸道就會產生大量的細菌，最初是大腸桿菌（中立菌）、葡萄球菌（有害菌），嬰兒出生三至四天，雙歧桿菌（有益菌）開始上升，雙歧桿菌與有害菌戰鬥，這時的嬰兒最容易腹瀉或感染。

嬰兒出生五天後，有益的雙歧桿菌急劇上升，會趕上和超過大腸桿菌，占絕對優勢，將會達到占腸內細菌總數的百分之九十九。吸食母奶的嬰兒，大便乾淨，氣味酸甜不臭，呈酸性，PH值五・〇左右；喝牛奶的嬰兒，腸內的大腸桿菌和葡萄球菌會多起來，大便有點臭，PH值五・七至六・七，呈微酸性至酸性。二歲之前的孩子如果服用抗生素，腸道的菌群會被破壞，產生許多種具有抗藥性的細菌，會降低免疫功能，易引起過敏性疾病。到幼兒期以後，隨著食物結構的變化，雙歧桿菌將由原占細菌總數的百分之九十九逐步下降到百分之十，健康人的雙歧桿菌仍然占優勢。在青少年或中年期，如果服用抗生素，會打破細菌群平衡，有益菌製造維生素B和K不足，易引起腸道出血或便祕，女性易引起黴菌性陰道炎。

人到六十歲左右，雙歧桿菌繼續減少到百分之一，腸內環境惡化、老化，有害菌上升，大便會比年輕時臭，消化機能衰退，人體老化。

從以上編述不難看出，人從幼年到老年，實際上是人體內腸道環境惡化，食物結構的變化、雙歧桿菌數量比例減少，胃腸老化。如果能用某種方法保持有益菌年輕並占優勢，就能健康長壽。

維持健康腸道

世界上有五大長壽鄉：中國巴馬（廣西貴州交界處）、中國和田（新疆）、外高加索、巴基斯坦罕薩山谷、厄瓜多爾南部山區，其長壽的核心是保持著腸道生理年齡年輕化。前面談到「肉類吃得

長壽的祕訣

日本山梨縣楓原村是世界聞名的長壽村，當地八、九十歲的老人維持著朝氣蓬勃，身強力壯。經檢測，他們腸內環境年輕呈酸性，有益菌和有害菌的檢出率及比例與城市內的二十至四十歲的年輕人差不多，腸內有益菌活躍占優勢，就是他們長壽的祕訣。

多，人體體液酸化發展快」，「多吃肉，腸道有害細菌繁殖快，有益細菌減少，人體老化快」。因此，要健康，必須是腸內先健康，從吃入手，長期保持腸內有益菌占優勢。正如晉朝中醫學家所說：「若欲長生，必先腸清。」

調整食物結構──飲食講酸鹼，營養要均衡

食物要多樣化，以植物（多為鹼性食物，也是有益菌的食糧）為主，動物肉類（酸性食物，是有害菌的糧食）為輔；粗糧雜糧（為有益菌最喜歡的食物）為主，細糧為輔；多吃蔬菜和水果（鹼性食物，有益菌喜愛吃），紅黃綠白黑等顏色及塊根（紅薯、洋芋、蒟蒻等）蔬菜應搭配與輪換，少吃脂肪，鹹甜適中利健康（油脂和糖均為酸性食物，可促進有害菌的繁殖）。

飲優酪乳，改善腸道內環境

優酪乳含有大量乳酸菌，包括雙歧桿菌（長雙歧桿菌、短雙歧桿菌、分叉雙歧桿菌）、乳酸桿菌（乾酪乳桿菌、嗜酸乳酸菌、樾物乳酸桿菌）、鏈球菌、片球菌等，能吸附膽固醇

與糞便一起排出體外，維護腸道健康，可減少有害菌，有利於有益菌的繁殖。優酪乳中的乳酸蛋白產生的肽，有降低血壓及膽固醇，改善血液循環的作用。

常吃含寡糖食物，促進雙歧桿菌繁殖

・用寡糖代替砂糖，做菜餚、茶點中的調味品

寡糖是雙歧桿菌的食糧，可促進雙歧桿菌繁殖。寡糖有大豆寡糖、果寡糖、異麥芽寡糖等。寡糖不耐熱，料理宜在起鍋時放入。

・長年吃含寡糖較多的食物

如大豆粉（每一公克含大豆寡糖七公克）、牛蒡（三・六公克／一公克）、洋蔥（二・八公克／一公克）、馬鈴薯、紅薯、山藥、玉米等纖維素含量高的食物。

消除壓力，防過度疲勞，維護腸道內環境

中醫講的七情「喜、怒、憂、思、悲、恐、驚」及精神上的緊張，精力、腦力、體力的過度疲勞，都會使腸道內的菌群失調而致病。

因此，應正視壓力，積極消除壓力，調整好心態。心理平衡，有利於腸道細菌平衡。

洗腸排毒

・飲水沖洗

水是最好的藥物，每天定時定量飲攝氏二十至三十八度的礦泉水或淡茶水二千五百至三千毫升以上，其中早晨起床飲礦泉水五百至八百毫升。養成飲水的良好習慣，善用飲水沖洗腸道，腸內毒素排出，有利於有益菌的生長，有害菌減少，保持腸道年輕化。水還能沖洗血管、沖洗尿道，排出酸毒，維持體液微鹼。

・吃甲殼素排毒

甲殼素又名甲殼盾、幾丁質，學名「幾丁聚糖」，又稱「動物纖維素」，它是從動物蝦蟹外殼經過酸鹼處理製取，為全世界公認唯一「帶陽離子的保健功能性食品」，可清除腸內毒素，改善體內酸性環境，具有「活化細胞、抑制老化、增強免疫功能、預防疾病、促進疾病痊癒、調節人體生理功能」六大作用。每天服用〇・三至〇・五公克，可預防和治療體質酸化引起的許多疾病。

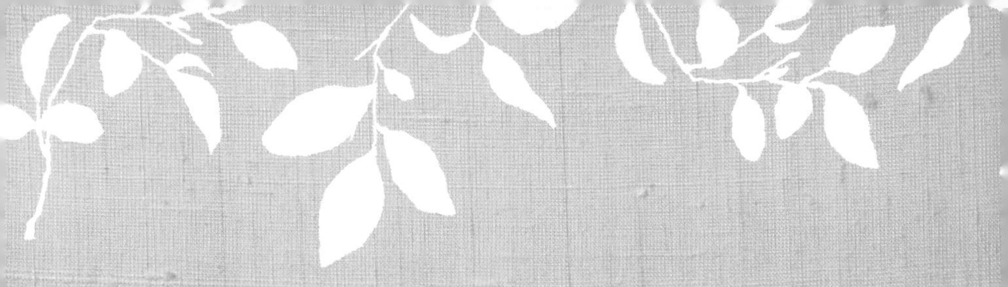

part

11

健康的微鹼飲食

微鹼飲食調整體內酸鹼值，
讓身體恢復良好生機，
以飲食做身體的療癒，
讓全身自在又輕鬆。

學會辨別微鹼性食物

關於食物的酸鹼屬性，分述如下：

食物的性味與酸鹼屬性

根據中醫「藥食同源」的理論，食物具有藥物的功能，也有不少中藥可以作為食物，都具有「寒、熱、溫、涼」四種屬性。可作為食物的中藥在人體代謝後，經生化檢測分為酸性、鹼性兩大類食物。

寒涼性食物，一般具有清熱、瀉火、滋陰生津的功效，大多數的蔬菜類性味為寒涼性，在體內代謝後呈鹼性，被稱為鹼性食物。溫熱性食物多具有祛寒壯陽作用，部分屬溫熱性的蔬菜也屬鹼性。

肉類和穀物類屬溫性或熱性，在人體代謝後呈酸性，被稱為酸性食物。（見附表11—1、11—2）

下頁表11—1「鹼性食物排行榜」，由寒涼平溫熱性，可視為鹼性由較強↓弱↓中性的順序編排出鹼性食物品名歸類。

下頁表11—2「酸性食物排行榜」，由熱濕平涼寒性，即可視為酸性較強↓弱↓中性的順序編排出酸性食物的品名歸類。

酸鹼性食物的定義

所謂酸鹼性食物的區分，是指一種食物攝入體內經代謝最終產物表現出的酸鹼化學屬性，稱為生理酸性食物或生理鹼性食物。用PH值〇至十四表示酸鹼的程度。PH值七・〇為中性，PH值小於七・〇為酸性，PH值大於七・〇為鹼性，PH值七至六・五為弱酸性，PH值六・六至五・五為中強酸性；PH值七至七・五為弱鹼性，PH值七・六至八・五為中強鹼性，PH值大於八・五為強鹼性。

在我們的食物中，蘋果、山楂、檸檬、陳醋等，吃時口感為酸味，但經代謝後測定仍為鹼性。因此，不能憑口感來區分酸鹼性食物。

附表11-1 常見的鹼性食物

	寒性的鹼性食物	涼性的鹼性食物	平性（不偏寒不偏熱）的鹼性食物	溫性的鹼性食物	熱性的鹼性食物
蔬菜類	蓴菜、馬齒莧 魚腥草、番茄	蓮藕、蒟蒻 慈菇、葛粉、蘿蔔	百合、胡蘿蔔 大頭菜、荊芥 白菜、青菜	山藥、洋蔥 香椿	辣椒
	佛手瓜、西葫瓜 葫蘆瓜	白蘿蔔嬰 茼蒿、甜菜	甘藍、菠菜 花椰菜、薺菜 芋頭	韭菜、芫荽 甜椒	胡椒
	絲瓜、青苦瓜	旱芹、莧菜 萵筍 茭白筍、油菜	茄子、菜豆 四季豆、白扁豆 馬鈴薯、紅薯	南瓜、生薑、蔥 大蒜、花椒	白芥子
	竹筍、海帶 草菇、髮菜、荸薺	生菜、白苦瓜 金針菇、苜蓿 黃瓜	蘑菇、香菇 猴頭菇、冬瓜 黃豆芽	淡菜、芥菜 茴香、八角	
	仙人掌、蕨菜 枸杞菜	木耳、綠豆芽 銀耳	黑木耳、金針菜	桂皮、冬莧菜	
食用藥材類	石斛、蘆根 蘆薈、銀花、天冬	菊花、桑葉 薄荷、地黃 白芍	黃精、天麻 黨參、茯苓 甘草、桑枝	何首烏、砂仁 蟲草、桂花	肉桂
	蒲公英、桑白皮 絞股藍、板藍根	女貞子 膨大海、槐花	阿膠	杜仲、白術 月季花、茉莉花 玫瑰花、松花粉	
	夏枯草				
水果類	奇異果、柿子 鮮棗、甘蔗	梨、草莓 橙、柑、芒果	桑椹、無花果 葡萄、龍眼	紅桔、荔枝 木瓜、紅棗	桃
	香蕉、蛇莓	羅漢果、李子	石榴、鳳梨 檳榔、蜜桔 檸檬、沙棗	楊梅、金桔、杏	櫻桃
	西瓜、哈密瓜 甜瓜	烏梅、柚子 枇杷			
堅果			栗子、杏仁		
飲料	茶葉				
其他	食鹽	食用醋、蜂王漿	食用鹼		

附表11-2 常見的酸性食物

	熱性的酸性食物	溫性的酸性食物	平性（不偏寒不偏熱）的鹼性食物	涼性的酸性食物	寒性的酸性食物
肉類	狗肉	羊肉、牛肉 鹿肉、駝肉	豬肉、驢肉	兔肉	馬肉
		豬肝、豬頭肉			
禽蛋類	鴿	雞、麻雀、鵝蛋	鵝、鵪鶉 烏骨雞	鴨、鴨蛋、雞	
			鵪鶉蛋、雞蛋黃	蛋白	
水產類		鰱魚、鱔魚 蝦肉	鯽魚、鯉魚 烏魚、武昌魚 魴魚	鱉、烏龜	田螺、河蚌 牡蠣
		海馬、草魚 白鰱	鮑魚、鰻魚 魷魚、墨魚 黃花魚、泥鰍		章魚、蟹
糧食類		糯米、燕麥、高粱、小麥、秈米	白米、玉米、大麥	綠豆、青稞	黑米
		蠶豆、刀豆 雪豆		蕎麥、小米	
堅果類		核桃、花生	銀杏、榛子、蓮子 葵花子、南瓜子		
			西瓜子、松子 芝麻		
其他		花生油、沙拉油 菜籽油、白酒 紅糖	大豆油、豬油 糖精、白糖 豆豉	啤酒、麵筋	醬油

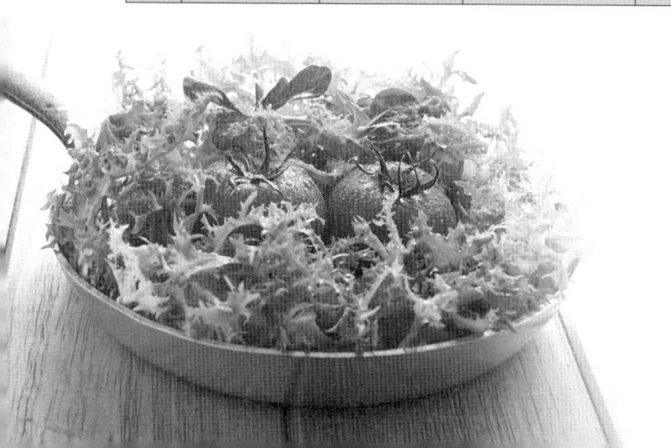

食物的生理酸鹼屬性

食物的生理酸鹼屬性是由所攝食物中酸性元素（氯、硫、磷、氟及不能氧化的有機酸、酸性基團等）與鹼性元素（鉀、鈉、鈣、鎂及鹼性基團等）的含量多少及比例，經人體代謝後表現出的酸鹼化學屬性。

食物的酸鹼性化學分析測定和表示方法

食物的酸鹼由代謝後確定，測定方法很複雜，又因人體代謝處於動態的平衡，所測食物常有量化資料的偏差。因此，常用化學分析食物的方法分析：用一公克食物樣品完全燃燒後用中和滴定法所消耗的標準酸或鹼的毫摩爾數，用符號mmol／100g或mmol表示。「＋」表示生理鹼性食物，「—」為生理酸性食物，「0」為中性，＋（0-4）mmol為弱鹼性，＋（4-12）mmol為中鹼性，大於12mmol為強鹼性。—（0-4）mmol為弱酸性，—（4-12）mmol為中酸性，-12以下為強酸性。

按照上述方法測定食物的酸鹼量化資料見附表11—3。

附表11-3 常見食物生理酸鹼度（mmol／100g）

強鹼性12以上	海藻16.6　海帶14.60
中鹼性4至12	菠菜12.00　橘子10.00　白蘿蔔9.30　葡萄9.28
	香蕉8.40　紅葡萄8.32　胡蘿蔔8.20　蘋果8.20
	牛蒡8.01　松茸6.40　萵筍6.30　黃豆5.20 馬鈴薯5.20
	雞蛋白4.80　茄子4.60　番薯4.60　胡 4.60
弱鹼性0至4	藕3.40　秋馬鈴薯3.20
弱酸性0至-4	筍-0.20　蝦-1.80　花生-3.00
中酸性-4至-12	章魚-4.60　啤酒-4.80　豬肉-5.60　牛肉-5.00
	羊肉-6.80　麥麵粉-6.15　麵粉-6.50
	特精麵粉-11.10　鰻魚-6.60　鯉魚-6.40
	魷魚-8.40　鰹魚-11.10　雞肉-7.00　鳥肉-7.60
	清酒-8.00　白米-11.67
強酸性-12以下	雞蛋黃-18.80

注：本表酸鹼度值資料摘自《膳食酸鹼平衡防百病》等有關資料。

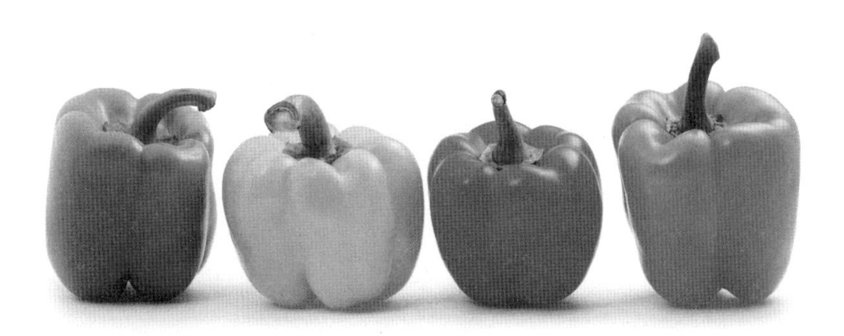

食物酸鹼性變化

根據農業科學和食品科學研究，食物的營養成分、食物的性味等屬性，因食物來源生長環境、採收部位、加工水質等不同而變化。

不同部位的食品營養成分酸鹼屬性不同。

動物肉類，如豬肉為生理酸性。酸鹼度-5.6mmol。而豬血為鹼性，排骨、龍骨（脊椎骨）則含膠原蛋白、軟骨素、維生素，及鈣、鎂、磷、鋅、銅、錳等多種營養成分，經檢測呈鹼性。中國人常用棒子骨（動物腿部骨頭）燉湯補鈣，開發商利用牛龍骨粉碎製取營養高鈣素。歐洲人喜歡用排骨及各種骨煲湯，營養豐富，又屬鹼性，常吃可延年益壽。

蝦，酸鹼度-1.8mmol，蝦仁肉為酸性，蝦皮（蝦外殼）含蛋白質百分之十至二十、幾丁質百分之四十至四十五、鈣元素百分之四十至五十，為典型鹼性，所以吃全蝦營養更豐富，可減低蝦仁肉的酸性。

糧食類中，白米-11.67mmol，精白米-11.70mmol，糙米為弱酸性，米糠為鹼性。又如小麥，全麥麵粉-6.15mmol，上等白麵粉-6.50mmol，特精麵粉-11.10mmol，而麥麩皮為鹼性。

大米、麵粉加工程度大而酸性增加，從營養保健講，不如糙米和雜糧。

同一植物（食物）根莖、葉、花果（種子）等不同部位的營養成分鹼性度不同。一般來講，磷元素主要分布在花果（種子）及根尖鬚等部位。

不同生長期的植物（動物）營養成分活動物質及酸鹼度不同。

一般講，幼小期活動物質多，鹼性度高；成熟期鹼性度下降。現代人提倡吃仔豬、仔雞、仔鴨和各種芽苗，如豆芽、嫩苗葉尖，更有利於健康。

不同品種、不同季節，生長栽培環境、加工方式上的差異。

營養成分酸鹼度均有差異，各生產者、廠家也會根據自家優勢塑造各種食物的品牌產品。

食品加工及飲水或烹飪會影響食品營養，故提倡多吃潔淨的生食。

其次是飲水，人體內百分之七十是水，常飲用水質好的水，就可以健康長壽。

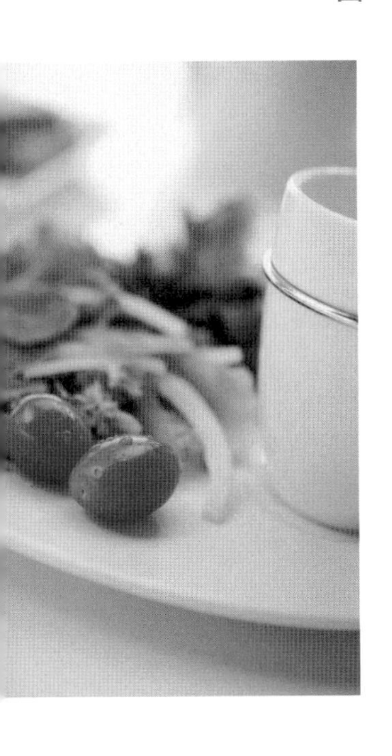

體液酸化的自我判斷

在以下二十五項中，你具有的項目打✓計數

- ☐ 早上起床精神不好
- ☐ 夜裡睡不好（不沉、失眠）
- ☐ 整天都感到很累
- ☐ 工作想速戰速決，沒有持久力
- ☐ 情緒不穩定，易發怒
- ☐ 易被蚊蟲叮咬
- ☐ 容易患皮膚病
- ☐ 容易發燒或感冒
- ☐ 有高血壓、低血壓、肝臟病
- ☐ 有糖尿病、腎臟病、痛風
- ☐ 經常頭痛、腿痛、肩痠、腰痠
- ☐ 有哮喘病、失眠症、神經衰弱
- ☐ 有胃病、胃潰瘍
- ☐ 有過敏症、便祕

- 身體肥胖
- 食欲不振
- 牙齦易出血
- 傷口易化膿
- 易生頭皮屑
- 喜歡喝（碳酸）飲料
- 喜歡吃肉、油膩食物
- 喜歡喝酒
- 喜歡吃甜食
- 喜歡抽菸
- 其他病症

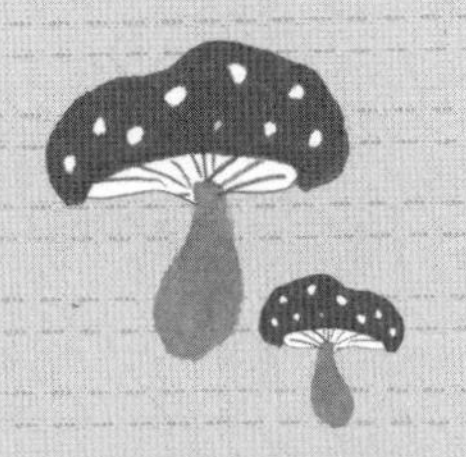

每一項計為一分，各項相加為總數。以上症狀（徵兆）如在低限，表示你身體血液已開始酸化；如在高限，表示已經酸化。

如果飲用的是水管裡的水，這類水中含有多種礦物營養成分，酸鹼度多為中性或弱鹼性。如將水煮沸五分鐘，將有三分之一至三分之二的鈣、鎂等礦質元素沉澱，如將開水反覆煮沸，水質將由原弱鹼性變成弱酸性或酸性，同時水中浮懸的鈣質喝多了易生結石病。故提倡飲用過濾的潔淨自來水，或合格的礦泉水、鹼性離子水。

維持微鹼的重要食物

不可取代的蔬菜

幾乎所有的蔬菜，尤其是綠葉蔬菜都屬於鹼性食物。蔬菜富含維生素、礦物質、纖維素、黃酮類化合物及多種抗氧化物質，能中和動物性食物代謝造成的酸性物質，改善消化功能，促進腸胃健康。既補充營養，又能預防心腦血管疾病，對預防癌症也有一定作用。

每人每天攝入的蔬菜量應達到四至五公克。對於酸性體質的亞健康人群、中老人、慢性病患者更應多選擇較強的鹼性蔬菜。有關酸鹼性蔬菜可參考附表11—1、11—2，如：• **真菌菇類**：香菇、蘑菇、黑木耳、銀耳、靈芝等。

• **芽苗類蔬菜**：黃豆芽、綠豆芽、豌豆芽苗、胡豆芽苗、小麥芽苗等。（芽苗較未發芽的種子鹼性度高，活動物質多，易消化吸收。）

- **水生野生菜類：**海帶、海藻、蓴菜、馬齒莧菜、魚腥草等。

來自海洋的寶藏

海洋中的藻類吸收了來自陸地，包括火山噴出的地球深層岩漿凝聚物在內，由江河沖刷彙集到海洋的各種礦物營養，孕育著各種非常有益於人類健康的營養素，遠遠高於陸地上的動物、植物食品，是人類獲得健康的珍品。

海帶為強鹼性（鹼性14.6mmol），屬真菌類，與人類生物學上的關係較遠，對人類健康非常有益，素有「長壽菜」、「海上之蔬」、「含碘冠軍」的美譽，從營養價值來看，是一種長壽的保健食品。

海帶含有的蛋白質、醣、鈣、鐵，比菠菜、油菜高出幾倍至幾十倍，含碘量百分之三至十。碘是人體甲狀腺的主要原料，可治療甲狀腺腫瘤和預防癌症，可使頭髮變黑有光澤，可調節內分泌激素恢復生育機能，消除乳腺增生。

海帶上常附著一層白霜——甘露醇，是一種貴重的藥物，具有降低血壓和利尿消腫的作用，含有大量的多元不飽和脂肪酸EPA（二十碳五烯酸），被稱為人體血液清道夫，能降血脂、血黏度，軟化血管，預防各種心腦血管疾病，含「昆布胺酸」能降血壓和預防腦出血。含百分之六十「岩藻多醣」的食物纖維素，可促進排便，是治療糖尿病的極佳食品。

海帶含的膠質能促進放射性物質隨大便排出體外；肥胖者食用海帶也是很理想的「飽腹減肥劑」。近年來由於全球海水污染，海帶可能吸附含有重金屬砷、鉛，宜用清水泡三至五個小時後再食用。

海鮮（海洋動物肉）都是酸性食物，不宜吃得過多，過多易釀成酮酸、酮體中毒，易患「腎前氮質血症」、痛風等病。須採用二比三的搭配，即兩份酸性食物配三份鹼性食物來中和多餘的酸性毒素，使體液保持「微鹼」，所以一週只宜吃一次海鮮。

美味可口的水果

水果含有維生素C、礦物元素、醣類、有機酸、果膠、纖維素及多種抗氧化物質，屬鹼性食物，能中和肉類等酸性食物代謝中產生的酸性毒素，對維持人體健康發揮特殊的作用。水果不含脂肪，有的含糖味甜酸，能增進食欲、幫助消化。

水果中含維生素A、C及果膠、纖維素、有機酸，有促進排便、降脂、減肥的作用，能預防眼疾、心腦血管疾病和癌症。水果屬於鹼性，能調節體液的酸鹼平衡。

蘋果

含豐富的維生素、微量元素、纖維素、醣類、營養素，人稱「全方位健康水果」，含有果膠纖維素，具有潤腸、通便，降血脂、降高壓、降血糖和抗癌的作用。蘋果酸能提高胃液分泌促進消化，含豐富鉀，與果膠共同作用可預防代謝症候群。

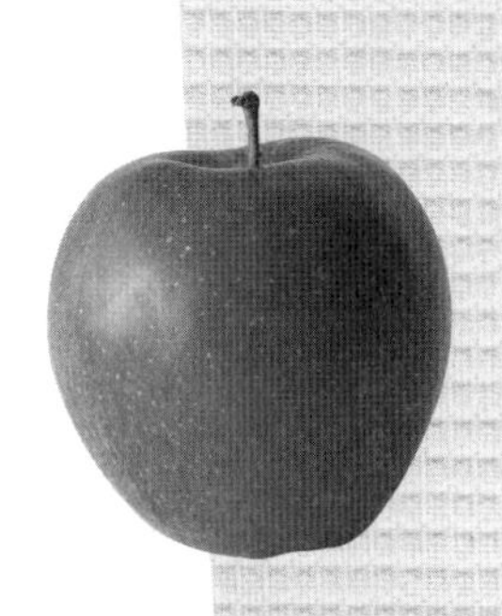

柑橘

包括橘類、橙類、柚類三個大類。中醫認為，橘、橙、柚都具有止咳化痰的作用。根據現代研究，柑橘含有糖類、較多的維生素、纖維素及生物素。其中含有的類黃酮和一種活動物質「諾米靈」，能抑制和阻斷癌細胞的生長，果膠纖維素能蠕腸通便，尤其能預防大腸癌。柑橘中的果膠纖維素（橙類含量高）還可逆轉動脈硬化。橘子中的橘絡（入中藥），含有「路丁」維生素，能保護血管的彈性和密度，可預防腦出血和視網膜出血。

香蕉

含有一種特殊的胺基酸，能幫助人製造「開心激素」，減輕心理壓力，解除憂鬱，令人快樂開心，故有「快樂水果」之稱。香蕉還有潤腸通便，潤肺止咳，清熱解毒，助消化，降壓鎮靜、健腦和抗癌的作用。

葡萄

有黑色、綠色、紫色、金黃色、紅色或白色等多種顏色及品種。葡萄含糖分和鐵、鉀較多，常吃葡萄能阻止血栓形成，降低血小板聚集力，預防心腦血管病的發生。葡萄含有類黃酮，可清除體內自由基、抗衰老，皮中含有花青素和白藜蘆醇，都是天然抗氧化劑，抑制白血病有較好的功效，所以吃葡萄宜連皮一起吃。近期，美國學者發現葡萄籽中含有一種植物營養叫OPC，是很強的抗氧化劑，比維生素C強二十倍，遠遠高過維生素E和胡蘿蔔素，能清除自由基，延緩衰老。

山楂

有很高的營養和醫療藥用價值。常吃山楂，能增強食欲、改善睡眠，保持骨骼和血液中鈣的恆定、預防動脈硬化、使人延年益壽，被人稱為長壽食品。山楂含類黃酮、維生素C、胡蘿蔔素等物質，能減少自由基，抗衰老。山楂還含山楂酸等多種活動物質，具有抗腫瘤、抗愛滋病毒、抗炎、抗菌、抗寄生蟲，促進肉類食品消化，以及減肥、美容等多種功效。

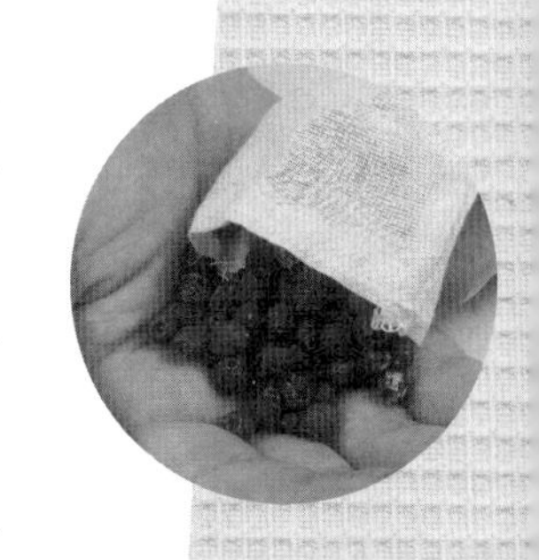

芒果

被稱為「熱帶水果王」，生津止渴，利尿清熱，能治暈車、暈船的不適症狀。芒果含芒果酸，有明顯的抗脂質氧化，延緩細胞衰老，提高腦功能作用。其所含的芒果酸及維生素A、C和鉀具有防結腸癌，抑制動脈硬化和高血壓的作用。但患有風濕病、過敏性皮膚病、消化性潰瘍的人不宜吃芒果。

木瓜

世界衛生組織排行水果第一名，人稱「萬壽瓜」、「百益之果」。木瓜含十七種胺基酸、維生素A、B、C、E等，及鈣、鐵、木瓜蛋白酶、木瓜鹼等。

含有豐富的色胺酸，可安眠鎮痛，含離胺酸抗疲勞，木瓜蛋白酶健脾消食，促肉類蛋白質消化；木瓜鹼抗腫瘤，對胃癌、淋巴細胞性白血病有強烈抗癌活性。含齊墩果酸，能護肝抗炎、抑菌、降血脂；還能潤膚美容、促進乳腺發育，有催奶增乳作用。

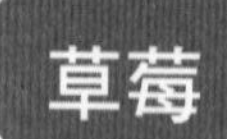

草莓

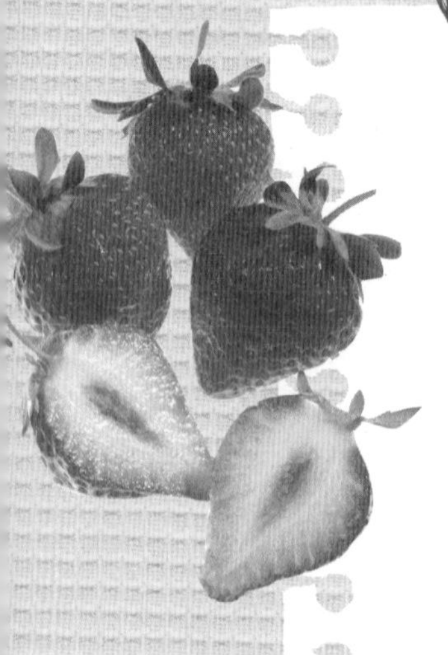

鮮紅晶瑩、果肉多汁、酸甜可口、香味濃郁，含黃色素苷（生物黃酮類）等天然色素，呈紅色。草莓含維生素C，每公克可達七百二十七毫克，在水果中名列前茅。中醫認為：草莓性味涼酸，具有潤肺止咳，清熱涼血，解酒醒腦、滑腸通便、減肥美容等功效，對動脈硬化、高血壓、冠心病、壞血病、結腸癌等疾病有輔助療效。

西瓜

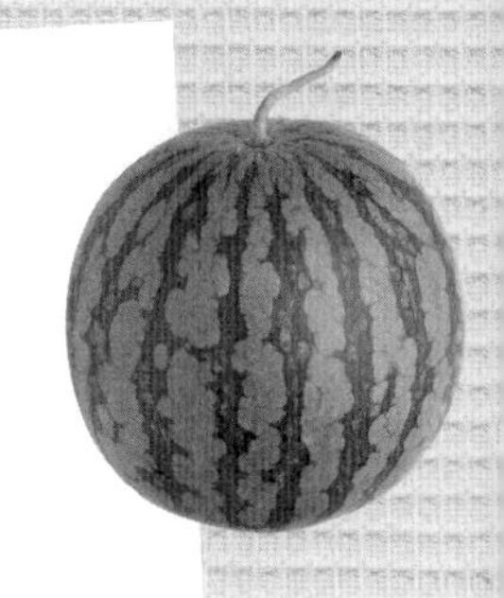

除不含脂肪、膽固醇外，幾乎含有人體所需的營養成分，尤其是鉀和維生素A含量高，有人稱西瓜是最營養、最純淨、最安全的食品。西瓜紅瓤含番茄紅素，具抗癌作用。希臘用西瓜治療各種癌症和白血病；中醫稱西瓜為「天然白虎湯」，可清熱解暑、除煩止渴、利尿消腫，用以治療腎炎和高血壓。

桃

中國自古把桃視為福壽祥瑞，常稱為壽桃、仙桃。桃仁、桃花、桃樹膠均可入中藥。桃果肉含糖、維生素、礦質元素、果膠纖維素等成分，其中含鐵很高，在水果中居首位，是缺鐵性貧血的理想食品。桃中所含果膠纖維素可防便祕；含鉀多、鈉少，適合水腫病人食用。中醫認為桃是溫性食品，具有補氣養血、養陰生津、止咳殺蟲等功效，可用於大病之後氣血虧虛、面黃肌瘦、心悸氣短等。

梨

滋陰清熱、潤肺止咳、吃後令人精力十足，所以稱為「快樂果」，可供肺結核、肺炎、支氣管炎、上呼吸道感染患者食用。中醫用於秋燥所引起的皮膚乾裂搔癢，口鼻乾燥、目赤牙痛、咽喉癢痛、乾咳痰稠等症，對高血壓、心臟病、肝炎、肝硬化、腎炎、痛風、尿毒症、風濕病等患者都有輔助治療作用。

水果品種繁多，維生素、纖維素雖不及蔬菜含量高，但水果多為生吃，營養成分損失很少，更重要的是水果屬於鹼性食物，堅持每天食用新鮮水果一至二百公克，可以中和並排出體內的酸毒，改善酸性體質，保持微鹼健康體質。

選吃水果，應根據每個人的體質，還要注意水果的熱、溫、平、涼、寒屬性（參考附表11－1、11－2）。一般說來，「火體」的人（吃熱性食物易上火）宜選寒性、涼性水果；屬於「寒體」的人（吃寒涼性水果易胃痛、腹瀉）宜吃溫性、熱性水果，至於平性水果，什麼體質的人都可吃。

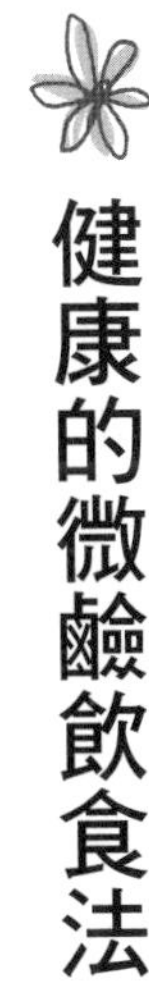

健康的微鹼飲食法

生機換生機

臺灣流行的生機飲食可預防體質酸化，使人充滿活力，生機盎然。生機飲食能換回一個嶄新的身體，尋得失去已久的健康。臺灣生機飲食的倡導者歐陽英先生指出：「生機飲食，就是一種無病保健、有病調養的天然飲食養生方法。」

生機飲食提倡吃發酵酸乳（優酪乳），不吃動物性食品，也不吃人工基因改造或污染的食品，盡量吃新鮮的植物。食物範圍除了芽菜、蔬菜、水果、菇類、堅果、海藻、五穀雜糧，也不避食五葷（指佛、道教稱

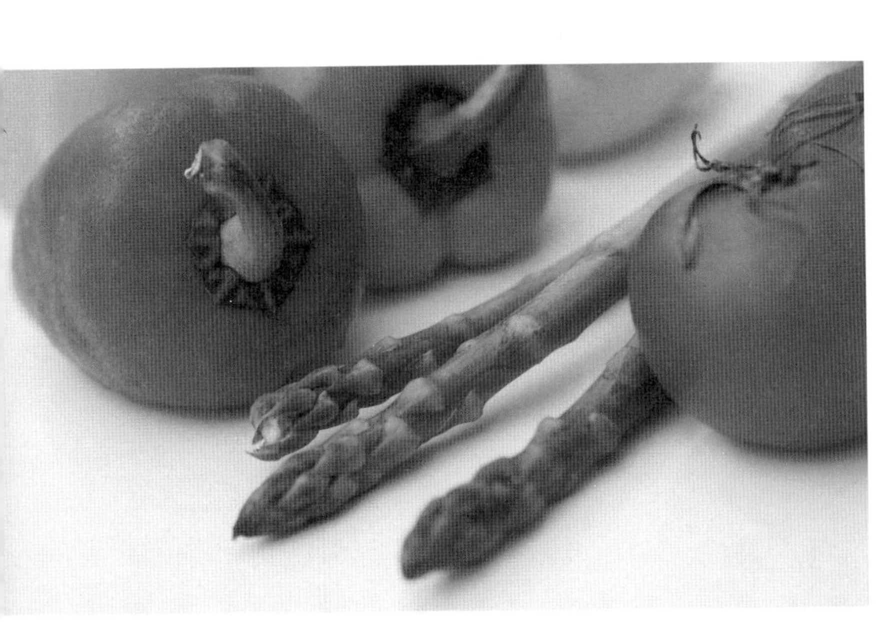

的蔥、蒜、薤、韭、芫荽）和香菇、木耳等。還提倡食用小麥草、牧草及各種草藥，諸如紫草、左手香、小金英、車前草、蘆薈等，力求食物多樣化。

生機飲食遵循的烹飪原則是不用油煎炸食品，不加味精，也不放人工添加物，並堅持清淡原則（少油、少鹽、少糖）。

生機飲食並非百分之百生吃，而是生熟參半，重視飲食的食療功效。所以能保留豐富酵素與完整營養素，故常被做成精力湯、生菜沙拉、果菜汁來吃。

歐陽英指出，生機飲食將病態的酸性體質轉變為健康的微鹼性體質。因為生機飲食強調吃素，不吃葷食，雞鴨魚肉等動物食品均屬酸性食物，越吃體質越成酸性，最後就會導致百病叢生。

生機飲食中的鹼性食物，如芽菜、蔬菜、堅果、海藻、菇蕈等，只要經常大量食用，且節制地進食豆類、穀類，則身體就會逐漸轉變為鹼性體質，免疫力增強，不易生病。

以下就提供幾種簡便易行，人人可吃的生機飲食供你選用。

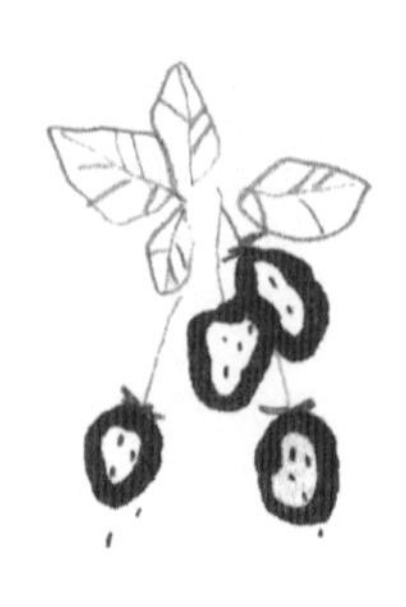

精力湯

材料

新鮮腰果三粒、松子十粒、海帶芽五公克、苜蓿芽一百五十公克、三種綠色葉菜（如龍鬚菜、豌豆苗、萵苣葉）各三公克、蘋果一個、胡蘿蔔三條

作法

1.海帶芽洗淨後，先用溫開水泡二十分鐘，然後將水瀝乾備用；取蘋果削皮切丁，胡蘿蔔榨出原汁三百毫升。
2.以果汁機將苜蓿芽、三種綠色葉菜切碎，一起榨取菜汁；將腰果、松子、海帶芽放入菜汁中，加入胡蘿蔔汁、蘋果丁，一起攪拌均勻即成。趁鮮飲用，不可久置。

功效

常喝此湯，可改變酸性體質，增強抗病力。

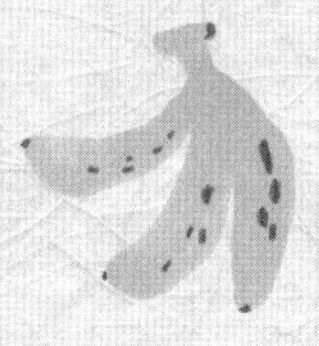

芽菜壽司卷

材料

苜蓿芽、綠豆芽、葵瓜芽、胡蘿蔔絲、豌豆苗各取適量、海苔片二片

作法

除了海苔之外，所有材料先洗淨，稍加調味，再以海苔片包成手卷狀。現作現吃，海苔片才不會軟化，影響口感。

功效

芽菜壽司卷富含纖維素和抗氧化物質，有利於清掃腸內和體液中的酸毒，常吃可逐漸改變酸性體質。

苜蓿芽生菜沙拉

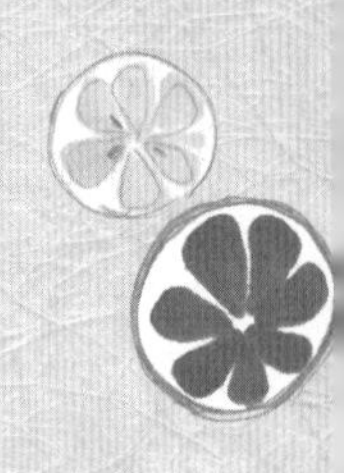

材料

苜蓿芽一百五十公克、時令水果（如番茄二分之一個，鳳梨數片、奇異果二分之一個，水果品種可經常變化），大豆卵磷脂一匙、小麥胚芽二分之一匙、啤酒酵母二分之一匙、優酪乳二百毫升

作法

1.苜蓿芽洗淨後放在盤中；取三種時令水果，分別切成薄片，擺放在盤中。

2.以大豆卵磷脂、小麥胚芽、啤酒酵母、優酪乳作成佐醬。

功效

常吃此菜可滋養腦細胞，降低膽固醇，增加血管彈性，延遲老化，增加抵抗力，促進體內酸毒排泄，改善酸性體質，保持皮膚光澤美麗。

淨血蔬果汁

材料

胡蘿蔔一條、西洋芹兩片、大番茄一個、檸檬一個

作法

將胡蘿蔔、檸檬去皮，檸檬以搾汁器榨汁後，與胡蘿蔔、芹菜、番茄一起放入果汁機榨出原汁後，立即飲用。

功效

淨血蔬果汁是十分可口的鹼性飲料，富含酵素，可以降血脂膽固醇，清除血液中酸毒，淨化血液，對動脈硬化的心腦血管疾病有預防功效。

生菜春卷

材料

苜宿芽、紫色高麗菜、甜椒（黃、橙、紅三色）、豌豆苗等生菜約一碗量（一百五十公克）、葡萄乾十至十五粒、大豆卵磷脂一匙、小麥胚芽二分之一匙、黑芝麻粉二分之一匙、全麥春卷皮三張

作法

1.苜宿芽洗淨、紫色高麗菜洗淨切絲、甜椒（黃、橙、紅三色）洗淨切絲、豌豆苗洗淨。

2.以葡萄乾、大豆卵磷脂、小麥胚芽、黑芝麻粉，與上述生菜拌勻，一起包入全麥春卷皮中即可，需趁鮮食用。

功效

常吃有改善體質，使人精力旺盛的功效。

以上生機飲食，最好每餐選吃一種，或每天選吃兩種。天天食用，持之以恆，就會使身體保持微鹼健康。

科學膳食「四調控」

・調整進食順序

由飯後吃水果的習慣，調整為飯前吃水果（除柿子等不宜在飯前吃之外）。好處是：水果的營養素多為水溶性，飯前吃更有利於吸收；水果低熱量，正餐前食用，增加飽脹感，易控制總熱量，避免肥胖超重；水果是鹼性食物，易於消化吸收，先吃利於調整體內呈微鹼狀態，有利於後面吃進主食的消化吸收。

據有關資料顯示，人體正常血液PH值七．三五至七．四五，吃水果半小時後，酸鹼度可上升〇．〇一至〇．〇三，有利於胰島細胞分泌胰島素和提高胰島素的活性，可減少代謝症候群的發生。

・維持高纖維素攝入，堅持食物多樣化

・控制肉類、油脂、鹽的攝入量

・增加水果、穀物及薯類食物

健康飲食「十要點」

食物多樣化，六大類食品、七大類營養素一種都不能少

目前科學發現人體需要的營養素和微量元素有四十六種，其中四十二種是人體必須的，而自然界沒有一種食物同時存在人體需要的所有營養素，只有透過多種多樣的膳食才能達到均衡營養的目的。

六大類食品必不可少，即：五穀根莖類、蔬菜水果類、肉禽魚蛋類、奶類豆類、少量油脂和調味品。

七大類營養是：蛋白質、脂肪、碳水化合物、維生素、礦物質、纖維素、水。

以穀類為主，注意粗糧、細糧搭配

成人每天應吃三至四百公克主食，提供百分之六十至六十五的熱量。主食穀物中的大米、白麵為細糧，其他穀物還包括：薯類、玉米、小米、高粱、燕麥、蕎麥等，及各種乾豆類如黃豆、綠豆、胡豆、豌豆、紅豆等，統稱為粗糧或雜糧。

粗糧、細糧搭配六比四為宜，如果粗糧吃得過多或長期吃粗糧、雜糧也不好，會影響某

些營養物如蛋白質、天機鹽和其他微量元素的吸收，免疫力會下降，所以應粗細搭配。但酸性體質的人，主食應以薯類為主，因為薯類屬鹼性食物。

適量動物食物，多吃魚、少吃肉

每人每天吃一至二百公克左右的瘦肉或禽肉、魚蝦、鮮蛋等，滿足人體營養需要。吃肉要葷素搭配，要改善過去中國人宴席暴飲暴食的壞習慣。肉類以魚肉、雞肉、鴨肉等白肉為主（雞、魚、鴨在生物學上距離人類的關係較遠），營養豐富，易於消化吸收，有利於健康。少吃紅肉，如豬肉、牛肉、羊肉等（豬牛羊在生物學上都屬哺乳類動物，距人類關係較近），紅肉吃多了，易增加體內酸性度，易患腸癌和心血管疾病，從健康出發，應改變過去吃紅肉及醃製品（包括香腸、鹹肉、臘肉、燒肉等）的老習慣。

每天一杯優酪乳

奶類富含優質蛋白質，營養豐富，內含的鈣易於吸收。但牛奶喝得過多也有害。隨著年齡的增長，人體內乳酸酶和乳酸、雙歧桿菌減少，加上亞洲黃皮膚民族約有百分之七十的人，從出生自幼起，體內的乳酸就很少。對牛奶中的乳糖、蛋白質和鈣的吸收轉化利用率下降，牛奶中的鈣會從腸道或尿道液流失。如過多喝牛奶，一是達不到補鈣的目的；二是原本為鹼性的牛奶，因鈣的流失，吸進血液後有可能變成生理酸性，使體液酸性化，啟動胰島素α細胞，抑制胰島素β細胞的活性，易患糖尿病，還有可能誘發癌症，如乳腺癌、卵巢癌、前列腺癌。

義大利科學家最近研究發現，老年人喝牛奶過多會促使老年白內障的發生。因為牛奶含百分之五的乳糖，透過乳醣酶的作用，分解成半乳糖，極易沉積在老年人眼睛的晶狀體並使蛋白質發生變性，導致晶狀體透明度降低而誘發白內障或加重其病情。有的人（包括部分兒童）因體內乳醣酶少，對牛奶會過敏，因此宜改喝優酪乳。

限制總脂肪和膽固醇的攝入

肥肉、葷油為高能量和高脂肪的生理酸性食物，攝入過多會使人肥胖和引起體質酸化，釀成很多慢性疾病，應少吃。動物內臟、腦髓、蛋黃、蟹黃、魚卵含膽固醇高，會增高血脂。食植物油過多，因三酸甘油脂過多也會增高血脂。每天應總量控制在二十五公克以內。

優化膳食脂肪酸比例

飽和脂肪酸主要來自動物油脂，對心腦血管不利；魚類特別是海魚含多個不飽和脂肪酸；植物油，如橄欖油、葵花油等，含單個不飽和脂肪酸較多，還含有對心血管有益的穀固醇及維生素A、E。科學研究顯示：飽和脂肪酸、多個不飽和脂肪酸、單個不飽和脂肪酸的比例應為〇．五比一比一．五，達到科學利用脂肪酸，少吃動物油脂，適量吃植物油，每人平均每天八公克，各種植物油、調和油應輪換食用為宜。

多吃蔬菜和水果

蔬菜水果有四寶；豐富的維生素、礦物質、膳食纖維和多種抗氧化物質，在人體代謝中呈鹼性，對人體健康有益，可預防便祕、癌症及心腦血管疾病。每人每天吃新鮮蔬菜一至五百公克，以深色為主，紅、黃、綠、白、黑（如香菇、黑木耳等）搭配和輪換。吃水果每人每天一至二品種約一至二個水果，重量一至二百公克為宜。

清淡少鹽

世界衛生組織定每人每天食鹽量六克，也包括醬油、鹹菜等含鈉食品在內。飲食清淡少鹽等於補鈣。

適量飲酒

酒對人體健康弊多利少。少量飲酒，活血化瘀，中國民間自古有用藥泡酒，即藥酒，對健康有益。飲少量葡萄酒可防心腦血管病。過多飲酒（酒精），酒精可使脂肪在肝臟中蓄積誘發脂肪肝，還會慢性酒精中毒，引發神經炎、心腦血管疾病、胰腺炎、腎炎、潰瘍等多種疾病，增加肝硬化、高血壓等危害。白酒、啤酒、清酒等酒，均屬生理酸性食物。

世界衛生組織提出的四大基石中有「戒菸限酒」，規定每日攝入酒精二十至三十公克或白酒五十公克為限，超出對人體健康有害。

規律飲食，合理加工

規律飲食，食量與體力活性平衡，不暴飲暴食，保持適宜體重，一日三餐定時定量，早、中、晚的熱能分配為百分之三十、四十、三十，早上吃好（營養好、易消化的食物，酸性和鹼性食物配合），中午吃飽（肉類等酸性食物宜在中午食用），晚餐宜以鹼性食物、清淡素食吃七八分飽。

別讓營養從鍋邊溜走。食品加工採用科學烹飪，最大限度地減少營養素損失，又確保食品色、香、味、美，增進食欲，促進消化及吸收。

聰明吃麵食

可蒸饅頭、包子，若是麵條，最好加湯一起吃。

有生拌菜、蒸、煮、炒、炸等多種方式。凡能生吃或涼拌的蔬菜，盡量生吃；須熟吃的蔬菜，應低溫烹飪，減少用油量，能最大限度保留住菜餚的營養成分，並能減少廚房油煙對人體傷害和節約能源。

- **夏天多吃涼拌菜：**菠菜、莧菜、空心菜、竹筍、洋蔥、茭白筍等含草酸較多，在腸內會與鈣結合形成草酸鈣，干擾人體對鈣的吸收，釀成缺鈣。如果草酸被吸收到血液內，在肝、膽、腎、尿道可與鈣結合形成結石，危害更

巧煮米飯（粥）

重點揭示

洗米，宜用冷水輕度清洗，不宜搓洗，可減少維生素B和礦物質的流失；煮米飯，宜使用開水或熱水，以電鍋煮，可減少營養素損失；煮粥，宜用開水或熱水，用高壓鍋煮，縮短煮粥時間，減少營養損失。

作法

1. 蒸飯時加九滴食用醋，可使飯香更濃，並延長保存時間。
2. 煮飯時加少量食鹽，可除米飯中的異味。
3. 以茶水煮飯，可去膩、潔口、化食，色香味俱佳。
4. 可將大米、玉米、雜豆等細糧混合煮食，營養互補，提高吸收利用率。

大，在涼拌前以開水燙一下，可除去部分草酸。燙水時間不宜過長，燙後再切，盡量減少水溶性維生素B、C的損失。蔬菜在吃前最好用大量清水沖洗，可減少農藥殘留，還可加一點薑、蒜殺菌。

- **多蒸、多煮、少油炸：**蒸食物可以比較完整地保持原材料原汁原味和大部分營養素，維生素損失少；其次為煮、炒、炸食物，要求油溫高，食物中的膽固醇耐高溫，而維生素、生物素和多種營養成分在高溫下均有不同程度的破壞，鹼性度降低，酸度增加，營養價值為劣，宜少吃，或不吃油炸食品。
- **快火急炒快出鍋：**當食用油加熱到攝氏一百七十度時，油在鍋內開始有點上下翻跳，出現少量煙霧，就應下菜，即不等待油溫過高就下菜，甚至可以在冷油時即下菜；如果鍋內油溫達到二百五十度，油在鍋內上下翻跳，食用油和食物會發生一系列的複雜變化，產生熱氧化分解形成大量油煙，包括亞硝胺、雜環胺等突變致癌物。用快火急炒，可縮短菜餚加熱時間，降低原材料中營養素的損失率、宜用不沾鍋，可減少用油量，更符合營養學要求。
- **加醋忌鹼後放鹽：**炒素菜，如糖醋溜白菜、糖醋藕片，在起鍋時放一點醋，可保色增味；炒葷菜，如糖醋排骨、紅燒魚，可先放醋，避腥氣，還可使肉中的鈣被醋溶解多一些，促進人體對鈣的吸收。烹飪做菜，不可加鹼，因鹼會破壞食物中的維生素、礦物質，特別是維生素B_1幾乎全部損失，B_2也會損失一半。最後放鹽，可最大限度保留食鹽中的鉀和碘。

多喝微鹼活水

微鹼活水，是泛指能滲透細胞小分子團結構、無重金屬、含氧量高、富含各種礦物質等特質的飲用水。多喝微鹼活水的確能幫助人體健康，回復青春活力，故謂之青春之泉。在我們人體內，水分約占人體的百分之七十，如果身體百分之七十改善了，體質也就改善了。

世界衛生組織專家在五大長壽之鄉多次深入跟蹤調查，最終得出結論——長壽的祕密主要隱藏在長壽村的清泉活水中。長壽地區清泉水具有五大特徵：

- 這些長壽村地處偏遠，工農業不發達，污染少，水中不含細菌、雜質、有機、重金屬等物質，是潔淨的水。
- 水中含有適當比例的礦物質及同量元素，且以離子狀態存在，易於人體吸收。
- 水PH值呈弱鹼性，能夠中和人體內多餘酸素。
- 水分子團小，滲透性、溶解性好，尤其能滲透進人體細胞內。
- 負電位能消除體內多餘自由基。

具備了這五大特徵的清泉活水，孕育了長壽地區世世代代健康長壽的生命機體。目前，世界衛生組織的醫學專家將五大特徵的水認定為「好水的五項標準」。世界許多國家的科學家都在尋找接近或符合這五項標準的好水。符合這五項標準的好水，就稱之為「微鹼活水」。常喝「微鹼活水」，可再創青春活力。

飲用什麼樣的水最好？

各種飲水比較

目前市場上的專用飲水有：純淨水、礦化水、礦泉水、磁化水、能量水、頻譜水、鹼性離子水等多種，現將各種水對人體健康功能比列表，詳見附表。

- **純淨水**：衛生純淨，不含礦物質，PH值偏酸性，只能算是衛生飲用水，但不利健康，應少喝或偶爾飲用。
- **礦泉水**：含礦物質和微量元素，為弱鹼性。目前市場上的合格與不合格的礦泉水常魚目混珠，應選擇經衛生部門檢測合格的名牌大企業生產的合格礦泉水為宜。
- **礦化水**、**磁化水**、**奈米水**（能量水、頻譜水）：有益處，但價格較貴。
- **鹼性離子水**：各項指標最好，是用專門的設備「電解離子水機」，將普通的自來水透過淨化處理，再透過電解，在陰極產生鹼性離子水，在陽極產生酸性離子水。

各種飲用水衛生和健康指標對照表

指標＼種類	衛生指標			健康指標					功能性指標	
	重金屬	氯	有機物	礦物質	酸鹼性	分子團	溶解力	滲透力	抗氧化	抗疲勞
自來水	-	+	微量	+	PH6.5-8.5	大	+	+		-
純淨水	-	-	-	-	PH5.0-7.0	中	++	+	-	-
礦化水	-	-	-	++	PH5.0-8.5	中	+	+	-	-
礦泉水	-	-	-	++	由原水決定	中	+	+	+	+
磁化水	-	-	-	+	由原水決定	中	+	+	-	不定
能量水	-	-	-	+	由原水決定	較小	+	+	不定	不定
頻譜水	-	-	-	+	由原水決定	較小	+	+	不定	不定
鹼性離子水	-	-	-	+	PH7.0-9.0	小	++	++	++	++

備註：表中「+」表示有，「++」表示功能強，「-」表示沒有或微量。

● **普通自來水：**一般由十三個左右的水分子結合成的水合物集團，電解水一般由五至六個水分子合成小團，水的活性大為提高。陰極處產生的鹼性離子水含有較多的鈣（Ca^{2+}）、鎂（Mg^{2+}）、鉀（K^{+}）等礦物質陰離子，PH值大於七．〇，呈鹼性。在陽極處產生的酸性離子水含有較多的氯（Cl-）、硫酸根（SO4-2）、硝酸根（NO3-）等酸性離子，PH值小於七，呈酸性。電解後的鹼性離子水具有清泉活水的五項指標。

● **自來水：**為各地廣大居民應用最多的水，從各城市的水質各項指標看還是比較好的，PH值大多為中性至微鹼性，加上不少居民家中已用淨水器或飲水機過濾飲用，應該會更好一些。在城鎮和鄉村，多使用地表水或地下水，受環境影響大，又因管理和掌控力不夠，飲水品質不一。

鹼性離子水有助於維護人體微鹼性，有益健康

● **鹼性離子水：**PH值一般在七至九的範圍內，能迅速清除體內代謝物，改善酸性體質，對因酸素過多導致的胃潰瘍、痛風、肌肉痠痛等療效顯著。

● **鹼性離子水：**分子團小，有較強的活性，溶解滲透力強，能迅速進入細胞內部，將代謝廢物帶出體外，保持體內細胞內外清潔暢通。根據實踐：喝一週後，有便祕者症狀消失；喝一段時間後，大便的氣味逐漸變淡；動脈血管粥狀硬化者逐漸軟化，血脂降低，有助於溶

解排出體內多種酸性結石。

・**抗氧化，防病抗衰老：**醫學證明，合格的鹼性離子水帶有—150MV至—500MV的負電位，具有還原性，可清除血液中百分之七十的自由基，對多種慢性病有預防和輔助治療作用。

・**易於補鈣：**現代人普遍性缺鈣，補鈣宜補離子鈣。鹼性離子水含Ca^{2+}、Mg^{2+}、K^{+}等鹼性離子，活性度高，易於吸收。

鹼性離子水用途多，能有效維持人體微鹼性；孕婦常喝，可預防妊娠中毒，有利於胎兒的發育，提高胎兒和母體的正常分娩出生率；小孩常喝有利於身體健康和智力的發展，可預防肥胖和性早熟；喝酒過量時，喝鹼性離子水可以減輕宿醉；用於泡茶可消除澀味，用於泡奶粉可增加鈣；用於洗菜可減少維生素C的損失，煮菜、煮湯可減少異味。

離子水機陽極放出的酸性離子水，具有收斂、漂白、抑制黴菌等多種功效。用於洗臉，可使皮膚變光滑；用於洗澡，對皮膚有美容效果；用於洗腳，可防濕疹腳癬；用於洗餐具，擦地板、磁磚、玻璃製品，去污效果好；用於洗衣服，去污力良好，因有漂白作用，不宜浸泡太久；用於清洗寵物的毛可使毛變得又美又有光澤；用於保存蔬菜水果，先用鹼性離子水洗後微晾乾，再灑上酸性離子水，可延長保存期。

飲用水的選擇

考慮安裝一台「電解離子水機」，鹼性離子水、酸性離子水各有各的用途。桶裝礦泉水，可作家庭飲水的補充，目前已大量使用。

自來水用量最多，隨著工農業的發展，存在水源污染和管網二次污染問題。在美國、日本、歐洲和亞洲一些重點城市，已採用飲水、用水分質供應的方法，即在市民家中安裝專門的飲水和用水兩套管道，飲水是將自來水進一步淨化，純化處理，保證飲水品質。沒有分水質供應的城市，宜使用家用淨水品。

喝何種飲料好？

飲茶有益健康

茶葉裡含有蛋白質、脂肪、脂多糖、微量元素、維生素，及茶多酚、咖啡鹼、可可鹼、類黃酮等近三百種成分，是一種優質的鹼性飲料。具有提神、降脂、減肥、利尿、消腫、殺菌、抗腫瘤、抗衰老、維持正常的酸鹼平衡等多種功效。

茶葉品種多，飲茶保健應根據個體情況。紅茶性微濕，綠茶性偏涼，花茶芳香化濕。體質偏寒者宜飲紅茶，偏熱者飲綠茶，潮濕地區的人宜飲花茶。

喝茶別喝頭泡茶（用水第一次沖泡的茶）。茶葉含咖啡鹼和茶多酚，對腦部神經影響很大，但茶葉泡開兩分鐘左右，就有百分之七十至八十的咖啡鹼溶解在水中，接著茶多酚才會逐漸溶解到水中；因此頭泡茶還可能含有茶葉在加工過程中一些雜質、黴菌，所以泡兩分鐘後，先把頭泡茶倒掉，再加開水重新沖泡。泡五分鐘即可開始飲用，久泡則香味揮發，維生素受到破壞。

下午和晚上不宜喝濃茶，因茶葉含咖啡因刺激興奮，影響晚上睡眠。

中老年人及體弱者不宜喝濃茶，因茶葉中含有丹寧，會影響人體對鈣、鐵、鋅的吸收，以免造成缺鈣和缺鐵性貧血。

喝咖啡要適度

咖啡提神醒腦效果明顯，適量飲用，短時間內可提高腦力和提高工作效率。但喝咖啡常有提神卻降低記憶力的現象，不少考生、上班族喝咖啡熬夜，第二天卻精神不佳。另外，喝咖啡會成癮，有心腦血管疾病的人常喝，會增加膽固醇、升高血壓，並引起心律失常。

中老年人適合飲用「糠麩茶」

含有蛋白質、胺基酸、優質脂肪，脂多糖、維生素，還含有一百多種具有各種功能的生物活性因數。其中含米糠油、維生素B群、六磷酸肌醇酯、r-胺基丁酸、28烷醇、30烷醇、類黃酮、木酚素、生物鹼等活動物質，含鉀、鐵、磷及維生素十分豐富，有促進新陳代謝，增強免疫功能，降脂，調節血壓血糖，抗氧化、抗癌、抗衰老等多種功效，是中老年人特別是心腦血管疾病、糖尿病患者的優良飲料。

在日本、南韓流行的五色湯

又名「五行青菜救命湯」，簡稱「五行蔬菜湯」或「青菜湯」。由日本細胞學博士立石和研製，利用中國中醫理論「五行」（木、火、土、金、水）、「五色」（青、紅、黃、白、黑），對人體五臟（心、肝、脾、肺、腎）及六腑（膽、小

糠麩茶（米皮糠加麥麩）

作法

選用新鮮的米皮糠、麥麩，用鐵鍋分別炒至有香味，按二比一或一比一的比例混合，再加水二十至二十五倍，以旺火煮開兩分鐘即可飲用；或用炒過的糠麩粉十公克，加開水二至五百毫升，分次沖泡飲用。

腸、胃、大腸、膀胱及三焦）的相生相剋關係，求得人體陰陽平衡（酸鹼平衡）。五色湯有增強免疫功能，抗菌、抗病毒、降脂、防癌等多種功效。

糙米茶

糙米比白米含有更多的營養成分，糙米皮、胚芽含有米糠油、維生素B及生物活動物質、微量礦質元素，更具有營養保健和防病價值。可強身健體，對糖尿病患者更為適宜。但因比較燥熱，不利於腎，須加小心。

學生喝的飲料

近年來，隨著食品工業的發展，市場上的飲料品種多，有的孩子甚至以飲料代替飲水，這是不利健康的。根據研究資料顯示：

• 偏愛飲用碳酸飲料的青少年，有百分之六十引

五色湯

作法

取新鮮白蘿蔔七公克、蘿蔔葉二百五十至五百公克、胡蘿蔔二百五十至五百公克、牛蒡二百至三百公克、乾香菇二十至三十公克，洗淨切碎加兩千毫升水，以旺火煮開轉小火煮兩小時，約成一千二百毫升的湯，當茶飲，每日飲六百毫升；或將材料洗淨、切片、壓碎成粉，分成兩包，一日一包，加開水五百毫升泡茶飲用。

起缺鈣，影響成長發育。

- 濫用果汁飲料，影響發育，常患「果汁飲料症候群」，表現為食欲不振，情緒不穩，時常腹瀉，吃飯時常常吵鬧、不想吃東西。
- 多數飲料常加有糖、香精、色素及防腐劑，不利健康，且糖水多、熱量高、易發胖。
- 可樂型飲料品種多，含有咖啡因，對學生的記憶力有干擾作用，長期飲用可引起心悸、心慌和心律不整，因此，不主張給孩子喝可樂型飲料。
- 白開水是最好的純淨飲料。目前，大多數經處理過的自來水經測定PH值大於或等於七，呈中性或微鹼性。經煮沸燒開後的白開水有利於新陳代謝，能提高機體免疫功能。常喝白開水的人，體內去氧酶活性高，肌肉內乳酸堆積少，不易產生疲勞，所以是最好的純淨飲料。

糙米茶

作法

糙米二百公克（四日量），以鐵鍋炒至微黃色出香氣味，加水一公斤煮開，兩分鐘即可飲用；或用炒糙米五十公克，以開水沖泡當茶飲。

• 不要等到口渴才喝水，人不吃飯可活二十天，人不喝水只能活七天，可見喝水比吃飯更重要。當人體失去正常供水量百分之十時，人會感到有點口渴不舒服，體內代謝已經受到很大影響，血液、尿液變濃，血脂、血糖升高，大量鈣、鉀從尿液排出體外，血液酸度增高，體內各器官組織、臟器減水縮小，將出現較嚴重異常。如果再減百分之十，就會處於危險狀態，缺水比斷食更容易死亡。中老年人、體弱者或病人對缺水反應遲鈍，更應注意。因此，千萬不要等到口渴才喝水。

• 根據正常健康人一日對水的消耗量，應補充水分二千五百至三千毫升，天熱時更多。除從一日三餐食物菜湯獲得水約一千毫升外，還應補充一千五百至二千毫升。高血脂、高血糖、痛風、便祕者還應適當增加。但飲水量過多，會加重腎臟、心臟的負擔，有腎臟病、水腫病人應適當減量。

• 成人每日應飲用攝氏二十至三十八度白開水或淡茶水七至八杯，約一千五百至二千毫升，分次定時定量。其中早晨起床飲水最重要，因人體經過晚上七、八個小時睡覺，從皮膚、呼吸道散失的水分約三百至四百毫升，夏天會更多；人體內血栓的形成、血液變黏稠、血管內壁沉積硬化時間多是在早上三至十一點時，早上五點左右也是心腦血管病人最危險的時期。因此必須強調早晨的飲水。

早晨起床到早餐前半個小時，應飲白開水五百至八百毫升，可分兩次，起床先飲三百至五百毫升，只宜飲白開水，半小時後再飲一杯。早晨飲水，可沖洗腸胃，增進食欲，減少便祕，稀釋血液，沖洗血道，沖洗尿道，沖走酸毒，減少心腦血管疾病、痛風、結石病的發生。

上午十一點前飲水或茶一至二杯，下午三點後到晚飯前一個小時再飲水二至三杯；晚餐後一小時喝一杯，睡前半小時再喝一杯。

心腦血管病人還可在半夜喝水半杯，可減少意外事故（心肌梗塞或腦梗塞）的發生。

關於一次飲水量，除早晨起床第一次飲水三至五百毫升外，其餘喝水可分次慢慢喝，不要一次喝得太多太猛，特別是運動後，一次喝得太多太猛，會使血液、血糖濃度陡然降低，出現頭暈，甚至低血糖休克。

以上介紹的淡菜水、鹼性離子水、白開水及學習日本學者自製的五色湯、糠麩茶、糙米茶等飲料都有益於改變酸性多病體質，而成微鹼健康體質。

每天飲水應講究科學。只有科學地飲水，才有益於微鹼體質。

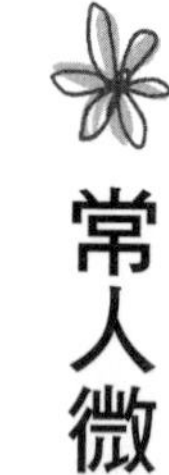

常人微鹼食譜

- **主食：**馬鈴薯、番薯、芋頭、糙米、玉米、小麥胚粉、全麥麵粉。
- **蔬菜：**海帶、海藻（天然綠藻）、白蘿蔔、胡蘿蔔、番茄、洋蔥、芥菜、菠菜、高麗菜、芹菜、青花菜（綠花菜）。
- **水果：**葡萄、葡萄柚、橘子、蘋果、檸檬、香蕉、奇異果、柳橙、鳳梨、草莓、梅乾。
- **肉類：**豬排骨、豬龍骨（脊柱骨）、豬小排、牛排骨、牛龍骨、小蝦（帶蝦殼）。

常人微鹼食譜，除供正常微鹼健康人平時利用外，酸性體質或患有慢性病者，平時也宜以常人微鹼食譜為基本食譜。

微鹼食譜，是以鹼性食物為主，配以少量酸性食物做成的食品；單純用鹼性食物做成食品，使人吃後體液呈微鹼性，保持微鹼體質，維持身體健康。

這裡將平常人（基本健康的人）吃的微鹼食譜和對酸性體質有食療作用的微鹼食譜介紹如下。

主食中宜多吃薯類，特別是馬鈴薯、番薯，因為薯類不但是鹼性食物，還富含纖維素、黏蛋白，吃後排便通暢，易於排出酸毒。

主食以蒸為主，蔬菜可蒸可煮，不宜久炒、久煮，能生吃者最好生吃，以免營養素因加熱而破壞。

水果宜洗淨後直接吃，宜在早飯前空腹食用，這樣鹼性水果才易中和體內的酸性。水果最好不要打成汁飲用，因為打成汁會破壞水果中的維生素C，甚至變成酸性。如果必須打成汁，則要現打現飲，久置會破壞水果中的酵素。

肉、魚都屬酸性食物，宜盡量少吃。但帶瘦肉的骨頭如排骨、龍骨、脛骨燉或煮或燒則屬鹼性食品，因此肉骨類同煮，骨中的鈣、鎂等鹼性礦物質多，會使食品變成鹼性。小蝦宜帶殼煮食，蝦肉屬酸性，蝦殼含鈣極高屬鹼性，所以吃蝦要連殼一起吃。

油類主要是用來炒菜或涼拌菜，最好選用葡萄籽油，因為葡萄籽油屬鹼性。橄欖油雖屬弱酸性，但可促進鈣吸收，且有降血糖、降血脂和抗癌的多種功效。其他的植物油如菜籽油、棉籽油因含大量的ω－6脂肪酸，易使人肥胖、血糖增高，且屬酸性，故不宜食用。

白糖只作調味品，不宜單獨食用。因酸性較強，做調料也不宜每日超過十公克。

食鹽雖恢復鹼性，但過量的鹽會引起高血壓、腎臟病，甚至慢性胃炎、肥胖病，所以每日吃鹽應在六公克以下。

不同年齡、不同職業，所需熱量也不一樣，因此要對自己的食譜加以調整。

一般成人微鹼食譜原則

- **每日飲食指標**：一台斤（六百公克）菜、兩種水果、三匙植物油、四種蛋白質、五兩主食、六公克鹽、七至八杯水。
- **攝入食物熱量求平衡**：按成人的標準體重計算

  男性：（身高cm－80）×70%　＝標準體重
  女性：（身高cm－70）×60%　＝標準體重

- **一公斤體重的基準熱量值**：

  輕度勞動上班族需二十五至三十五千卡／日
  中等強度勞動者需三十五至四十五千卡／日
  重體力勞動者需四十五至五十五千卡／日

  例如：二十五歲，身高一百七十公分的男性，
  標準體重為（170cm－80）×70%　=63（公斤）
  需要攝入的基礎熱量：
  63×（25至35）=1575至2205（千卡）。

根據每人每天的基礎熱量安排出各類食物的攝入量，可參考第129頁附表。生理酸鹼性食品按「一比三．四」搭配。

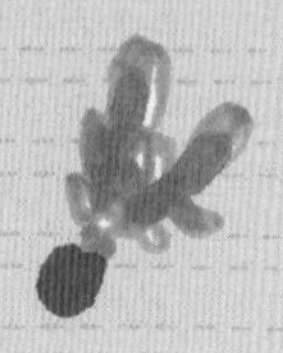

成人各類食物的攝入量參考表（公克／天）

熱量 類別 名稱	輕度勞動低能量（約1800千卡）	中強度勞動 中等能量（約2400千卡）	重體力勞動高能量（約2800千卡）
穀物	300g	400g	500g
蔬菜	400g	450g	500g
水果	100g	150g	200g
肉禽類	50g	75g	100g
蛋類	25g	40g	50g
魚蝦	50g	50g	50g
豆類及豆製品	50g	50g	50g
奶類及乳製品	25g	100g	100g
油脂	25g	25g	25g
飲水	2000至2500毫升	2500毫升	2500至3000毫升

注：根據年齡、性別、身高、體重、勞動強度、季節等情況適當調整。

成人三餐飲食標準

- **早餐：要吃好。**

生理酸性食物。

主食：五十至一百公克，饅頭、麵包、炒飯、麵條、粥等任選一種。

副食：水煮蛋一個。

生理鹼性食物。

水果一個（時令水果任選）。

時令蔬菜（涼拌或炒）任選。

優酪乳一杯。

- **午餐：要吃飽。**

生理酸性食物：主食與早餐不重複。副食：雞、鴨、魚、蝦肉、蛋少量多樣，任選。

生理鹼性食物：蔬菜（紅、黃、綠、白、黑任一）三份、搭配菠菜泥或胡蘿蔔泥。

- **晚餐：要吃少。**

酸鹼合一，雜豆雜糧粥、玉米粥、番茄炒雞蛋、蔥頭炒白菜、蝦皮紫菜湯。

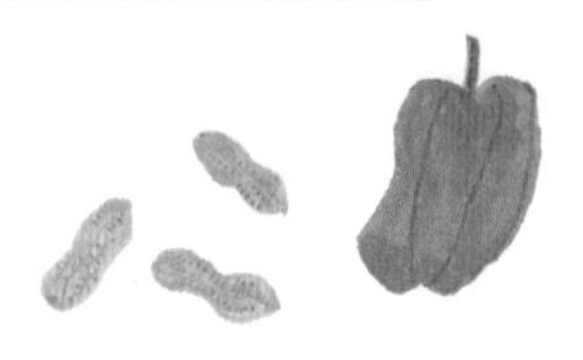

這樣吃，養出好體質

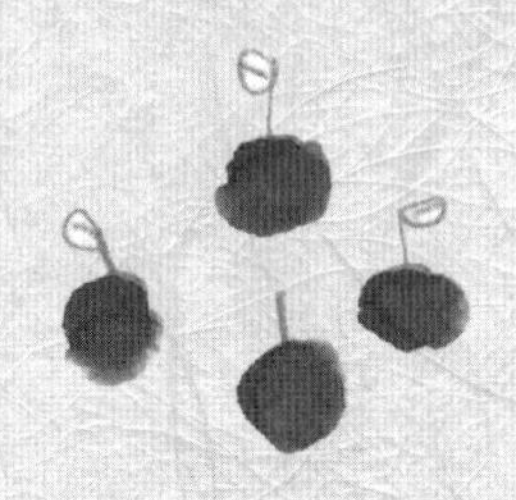

萵苣莖葉汁

材料

鮮萵苣莖葉五百至一千公克

作法

鮮萵苣莖葉洗淨後切細，用果汁機榨取汁液。每晚睡前飲汁一至二小匙；剩餘的汁液拌芹菜葉（做法同涼拌芹菜葉，不用油，以萵苣莖葉汁代替油）佐餐食用。

功效

萵苣莖葉是鹼性食品，富含鉀，且鉀是鈉的二十七倍，能減輕心臟的負擔，維持血壓正常。經臨床證實，對高血壓患者精神緊張、失眠合併心律失常者，白天吃涼拌萵苣葉或莖葉生吃，晚上再飲鮮萵苣莖葉汁一至二小匙，對緩解神經緊張、安眠、調整心律失常有顯著的療效。

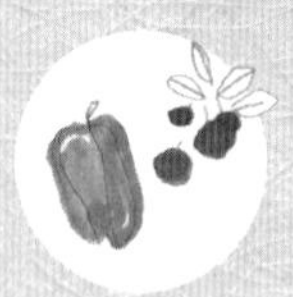

番茄炒菠菜

材料

新鮮紅番茄兩個、菠菜三十公克、橄欖油二十公克、醬油十公克

作法

將新鮮紅番茄洗淨，撕去表皮，切成條塊；菠菜洗淨，瀝乾；鍋中下橄欖油燒熱，下番茄炒熟，再下菠菜、醬油，速炒勻即起鍋，佐餐食用。

功效

番茄、菠菜都屬鹼性食物，菠菜富含鉀，每公克含鉀三百一十一毫克，番茄含鉀也豐富，每公克含鉀一百六十三毫克。美國哈佛大學專家指出，多吃番茄、菠菜可防止高血壓患者中風。他們透過十二年對八百五十九名高血壓患者進行追蹤觀察，發現經常吃低鉀飲食的人，中風死亡率高於經常吃高鉀飲食者。如果每天飲食中增加十毫克鉀，就可使中風死亡率減少百分之四十。含鉀豐富的食物，同時具有降血壓的功效。番茄還富含番茄紅素，有降血脂、降血糖、降血壓及防癌抗癌的多種作用。

海帶粥

材料

海帶五十公克、米五十公克

作法

將海帶泡發洗淨，切成細絲；將白米（或糙米）淘洗後入鍋，加水適量，煮沸後下海帶絲，煮至粥熟即成。代早餐主食吃。

功效

海帶富含鉀和鈣，屬於強鹼性食物，有清熱利尿，降血壓的功效，常吃還可使酸性體質變成微鹼體質。

涼拌芹菜葉

材料

西洋芹（綠芹）之鮮葉一百五十公克、白醋少許、糖少許、葡萄籽油五至十公克。

作法

選西洋芹（綠芹）之鮮葉洗淨後，在沸水中燙兩分鐘即撈起，用適量醋、少許白糖拌勻，淋上葡萄籽油即成。佐餐食用，每日兩次。

功效

芹菜屬鹼性食物，芹菜葉所含營養素比莖豐富，葉所含胡蘿蔔素是莖的八十八倍、維生素C是莖的十三倍、維生素B1是莖的十一倍，具有直接降壓作用的水芹素是莖的兩倍。葉還含有甘露醇，味道比莖鮮美，又能利尿、降血壓。

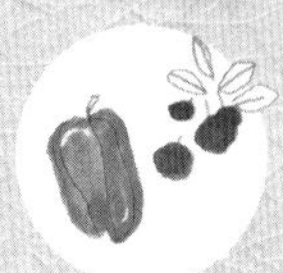

烏龍粥

材料

薏仁三十公克、冬瓜仁十公克、紅豆二十公克、乾荷葉三十公克、烏龍茶十公克

作法

1.取薏仁、冬瓜仁、紅豆一起入鍋，加水適量煮至薏仁、紅豆爛熟。
2.另用紗布包乾荷葉、烏龍茶入粥中，再煮七至八分鐘，取出紗布包即成。代早餐食用。

功效

本粥食材除薏仁微酸外，其餘均屬鹼性，加上荷葉、烏龍茶使整鍋粥呈鹼性。有較強的降血脂、利尿、排酸毒的作用。常吃可減輕體重、減肥瘦身。

素炒空心菜（或菠菜）

材料

新鮮空心菜二百五十公克、橄欖油十五公克、鹽少許

作法

空心菜洗淨，將莖切成段，葉不切；橄欖油入鍋燒熱後先下莖，加鹽少許炒勻，再下葉炒，大火炒熟即起鍋。佐餐食用，每日吃兩份。

功效

空心菜含類胰島素和纖維素，有顯著的降血糖作用。

涼拌苦瓜

材料

鮮苦瓜兩個、鹽少許、白醋適量、醬油適量

作法

取鮮苦瓜兩個，洗淨後去籽，切成薄片，在沸水中過一下即撈出放於盤中，加鹽少許，加醋、醬油各適量拌勻即可佐餐食用。

功效

苦瓜屬鹼性，含多肽一P，有類似胰島素的作用。苦瓜還富含維生素C，每公克含五十六毫克，是檸檬汁的二倍。苦瓜能清熱解毒，抗菌消炎，可防止糖尿病和皮膚感染。

香菇海帶湯

材料

乾香菇三朵、海帶十公克

作法

1.取乾香菇泡水至軟、切塊；海帶洗淨後蒸一下，切成絲。

2.將香菇放入鍋，加水適量煮沸，再放入海帶絲，以小火燉至入味。

功效

海帶是強鹼性食物。本湯能補碘，可使囤積在肝臟的脂肪燃燒掉。

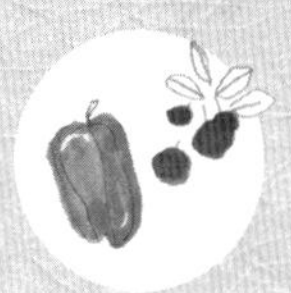

生飲果菜汁

材料

瓜：鮮黃瓜、冬瓜、西瓜

果：鴨梨、洋蔥、蘋果、草莓、番茄

菜：蘿蔔、白菜、芹菜、韭菜

作法

每次瓜、果、菜各選取一種，洗淨、搗碎、榨取汁水。每次榨取三百毫升左右，現榨現飲，每天三次，於飯前飲用。

功效

以上瓜、果、菜都屬鹼性食物，富含維生素C，有化脂肪、降血脂、減肥的功效。

黃瓜等瓜類還含丙醇二酸，可抑制糖類轉化為脂肪。

蔬菜所含鉀，能利尿排酸毒。

堅持每餐飯前飲用，可減少主食量，而無飢餓感。

新鮮青菜湯

材料

新鮮空心菜、萵苣葉、小白菜、黃豆芽、蘑菇等其中一種五十公克

作法

將菜洗淨煮成菜湯（不放鹽，可放少許醬油、醋調味）一碗。午餐前喝一碗菜湯，加菜吃下。

功效

上述新鮮蔬菜都屬鹼性，含鈣、鎂、鉀等礦物質和大量纖維素，有中和酸毒和排出酸素的功效。對於不能吃生冷的人，堅持飯前喝菜湯，就可減少主副食量，而發揮減重減肥作用。

去油茶

材料

綠茶或紅茶六公克

作法

取綠茶或紅茶放入茶杯，沖入白開水，加蓋焖泡五分鐘後飲用。上、下午各泡飲一杯，晚上禁飲。

功效

茶屬鹼性，能利尿排酸毒，長期飲用有化脂減肥作用，尤其能減女性肥胖。日本婦女稱綠茶為「苗條妙藥」。

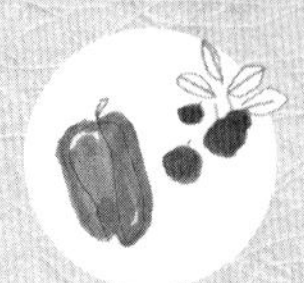

紫菜湯

材料

乾紫菜十公克、醬油五公克、麻油五公克

作法

取乾紫菜以溫水泡發，將泡發之紫菜入鍋，加水一碗，煮沸後加醬油、麻油攪勻即起鍋。每晚飯前半小時趁熱一起吃下。

功效

紫菜屬鹼性，含碘和粗纖維，能清除腸內酸毒、腐敗氣體和食物殘渣，還有降血脂、降血壓的功效。對付便祕有良效，還可防止高血壓。

靈芝茶

材料

菌靈芝十公克

作法

取菌靈芝打碎，放入茶杯中，沖入二百毫升白開水，加蓋燜泡二十分鐘後，代茶飲用。

功效

靈芝為多孔菌科靈芝屬赤芝或紫芝，屬鹼性，含有機鍺和多醣體。《本草綱目》載可「益心氣，增智慧，久服輕身（減肥）、不老延年。」現在研究，靈芝有強心、降血壓、降血脂、降血糖，耐缺氧、抗疲勞、提高免疫力、抗癌，清除自由基、抗衰老等多種功效。

西洋參茶

材料

西洋參（花旗參）六公克

作法

取西洋參切成薄片，放入茶杯中，沖入三百毫升白開水，加蓋悶泡十五分鐘後即可代茶飲用。水飲乾後再加開水泡飲，直至無味時，取出殘渣嚼服。

功效

西洋參屬鹼性，補氣生津，抗缺氧、抗疲勞。但血壓高者，因西洋參有升壓作用，不宜飲此茶。

刺五加茶

材料

刺五加乾品十公克

作法

取刺五加切細，放入茶杯中，沖入二百毫升白開水，加蓋燜泡二十分鐘後，代茶飲用。

功效

刺五加與人參同為五加科植物，含刺五甲、三皂、黃酮類物質等成分，有補氣益精，強意志，堅筋骨的功效。現代研究，刺五加能增加體力、抗疲勞，促進腎上腺皮質激素分泌，增強緊迫性、適應能力，能改善心肌缺血，改善大腦血氧供應，調節酸鹼平衡。

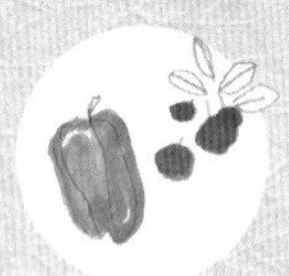

香菇豆腐湯

材料

鮮香菇三朵、豆腐二百公克、鹽少許、白醋少許

作法

1.取香菇洗淨、切塊，豆腐切成小塊。

2.鍋內放入高湯七百五十毫升，下香菇煮沸後再下豆腐、鹽，再煮沸即起鍋，加幾滴醋即成。佐餐食用。

功效

豆腐屬鹼性食物，常吃能中和體內酸毒，改善酸性體質。豆腐不但富含鈣（每公克石膏豆腐含鈣三百二十八毫克），還含植物雌激素，可防止女性荷爾蒙降低所引起的骨質溶解、脫鈣。所以本方最適宜改善停經後婦女的骨質疏鬆症。

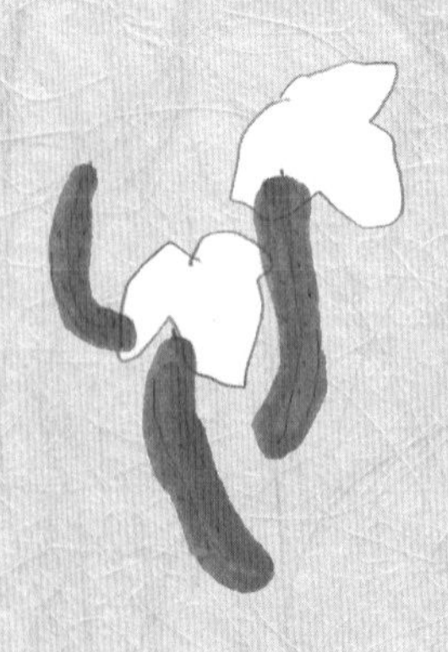

芥菜湯

材料

芥菜二百公克、鹽少許、白醋少許、橄欖油十公克

作法

1. 芥菜洗淨後切成絲。
2. 鍋中加水煮沸後下芥菜絲，加食鹽少許，再沸即起鍋，放幾滴醋，淋橄欖油即成。佐餐食用。

功效

芥菜屬鹼性，富含鈣，每公克含鈣八十毫克，而磷為四十毫克。鈣是磷的一倍，這樣比例的鈣最易被人體吸收利用。動物食品雖然含鈣高，但鈣磷的比例是磷多鈣少，其比值小，不但鈣不易被吸收利用，還會促使骨質脫鈣。有美國學者指出，鈣、磷比值越低，骨密度丟失越多。蔬菜中鈣、磷比值高，所以吃後能吸收更多的鈣質。於是將芥菜的鈣、磷比值喻為摩天樓，雞肉的鈣、磷比值喻為平房，而主張多吃綠色蔬菜補鈣。湯中加醋有利於鈣溶解，加橄欖油便於鈣吸收，並促進鈣沉積在骨質上。混合煮食，營養互補，提高吸收利用率。

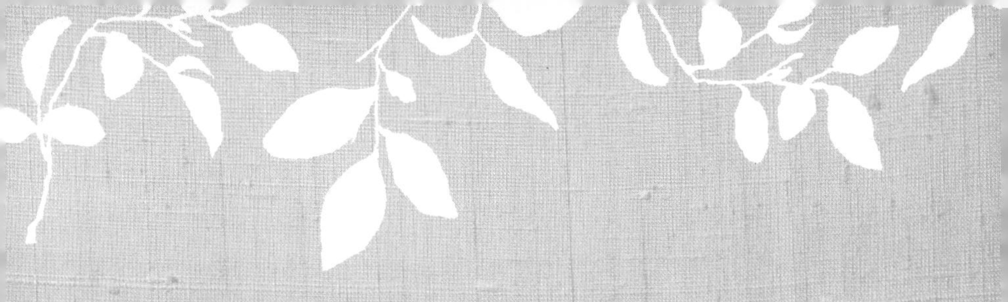

part

12

維持微鹼的保健運動

常吃酒肉使酸毒增加，以車代步排不出體內酸毒，
運動可以排出體內毒素，預防酸毒引起的疾病，
而最好的運動莫過於走路，搭配食用蔬菜，
可以讓身體保持微鹼、健康長壽。

健康長壽靠運動

《呂氏春秋》說：「流水不腐，戶樞不蠹，動也。」即「生命在於運動」的意思。

《呂氏春秋》進一步指出：「出則以車，入則以輦，務以自佚，命之曰招蹷之機；肥肉厚酒，務以自疆，命之曰爛腸之食。」這是說當官又有錢的富貴人，出門、回家都坐車，務使自己安逸。那讓富貴人享受快樂的車子，其實是砍他腿的斧子。富貴人天天吃大魚大肉、喝烈酒，務使自己肚大腸圓，顯示強壯，其實酒肉是爛腸之食。在兩千多年前的古代，腸子爛到穿孔了，人還能治嗎？

《呂氏春秋》所說的古代富貴人與現代有錢人何其相似？現在以車代步的人不在少數，常吃酒肉酸性食物的人更多。常吃酒肉使體內酸毒增加，以車代步體內酸毒排不出去，酸毒囤積體內，所以高脂血症、心臟血管疾病、糖尿病、肥胖、癌症等與酸毒密切相關的疾病發病率急劇上升。

有一個狼與鹿的故事，很能說明運動與酸毒致病的關係。

森林裡有一大群可愛的鹿，也有一群令人生畏的狼。狼要吃鹿，嚴重威脅鹿的生存。人們為了保護鹿，就把狼一隻隻獵殺了。鹿得以悠然自在地生活，不用再逃跑避狼，每天吃了就睡，睡醒又吃，不久便變成胖鹿，不要說跑，連走都顯得困難。胖鹿一批一批地死去，而且死得越來越早。經獸醫檢查，不是傳染病致死，而是高血壓、冠心病奪去了胖鹿的生命。眼看這群鹿越來越少，有滅絕的危險，連獸醫都無法治，狼鹿共存是自然生態平衡，只得把狼醫生請回來了。

狼一來到森林就開始追趕鹿，逮著鹿就吃。於是鹿見狼就跑，甚至一有風吹草動就跑。結果——胖鹿終於變成了瘦鹿，高血壓、冠心病也跑掉了，鹿病死的越來越少，鹿群又逐漸壯大起來。

這個故事充分說明運動可以排出酸毒，預防酸毒引起的疾病，而且促使身體強健。對於人來說，最好的運動是走路。

現在提倡有氧運動，走路就是最好的有氧運動。快跑、長跑，競技性的劇烈運動如打籃球、踢足球等都屬於有氧運動。有氧運動，才有利於體內的脂肪燃燒，並將酸毒排出體外，以保持身體微鹼。

有資料顯示：將老年分成兩組，一組每天平均走路四公里，一組以車代步，基本不走路。結果發現，走路組老人死亡率、冠心病發病率比不走路組下降百分之六十。

最近在大陸的四川樂至縣城發現了一位一百零一歲高齡的國學大師劉克生，至今老人能憶起的古籍名錄在五百卷以上，不少章節仍能背誦。老人面色紅潤，雙目炯炯有神，看起來與站在身旁的八十歲兒子相差無幾。老人行動自如，一生堅持走路，現在出門也不讓人攙扶。如果有人去攙持，他會以半身之力將其推得老遠。老人生活非常簡單，早餐吃兩個雞蛋，中午喝一兩口酒，中晚餐各吃一個饅頭和一小碗稀飯，特別喜歡吃新鮮蔬菜，很少吃肉。

可見老人健康長壽的主要原因有二，一是堅持走路，二是喜歡吃蔬菜。所以保持了身體的微鹼平衡，所以說常保微鹼可健康長壽。

消化脂肪的走路法

快速走路三十分鐘，百分之三十五的能量消耗的是脂肪；快走四十分鐘，百分之五十的能量是消耗脂肪。晚飯前走路消耗的幾乎全是脂肪。所以肥胖的人宜晚飯前空腹堅持走路半小時。

莫讓身體缺氧

魚離不開水，人離不開氧。生命活力需要氧，沒有氧就沒有生命。

吃進人體的三大營養物質——蛋白質、脂肪、醣（碳水化合物）新陳代謝需要氧，在氧氣充分的條件下燃燒才完全，產生的能量才大，副產物酸毒（蛋白質代謝產生的酸毒有氨、尿酸、尿素、非蛋白氮等，脂肪產生的酸毒有酮體、膽固醇等，糖產生的酸毒有二氧化碳、乳酸等）才少。

體內氧氣不足，三大營養物質代謝不全，產生的酸毒特別多；身體缺氧，各組織器官的功能減退，無力將酸毒排出體外，體內酸毒堆積就形成酸性體質。所以時時刻刻都要注意，不要讓身體缺氧。

怎樣才能不讓身體缺氧呢？

氧是透過呼吸進入人體的。肺吸入空氣中的氧，進入肺泡，擴散到肺泡壁的毛細血管，與血液中的血紅蛋白結合，透過血液循環到達全身。由此可見，要身體不缺氧必須是肺的呼吸功能好，血液中血紅蛋白足，血液循環暢通；這三樣缺一不可。

有氧運動可以改善和強化呼吸功能，增加肺活量，使氧氣充分進入肺泡。有專家指出，一般人安靜時每分鐘通氧量為四至七公升，而運動時可達一百公升以上。多吸入的氧使血紅蛋白含量明顯增多，可將體內酸毒包括致癌物排出體外。使血液得到淨化，使身體保持微鹼。

根據德國運動學家阿肯的研究表明，一個人每天獲得氧氣量比平時多八倍以上時，即可預防癌症的發生，即使得了癌症也能延長生命。墨西哥膽瘤醫生透過對一百例癌症病人三年半的觀察發現，每天進行兩小時的氧氣療法（包括有氧運動），癌症患者生存率可以從百分之三十二上升到百分之八十。

有氧運動不僅能增加肺活量，讓氧氣充分進入，還能增強心臟功能，活血化瘀，改善血液循環，將氧氣輸送到全身。

所謂有氧運動，就是前述的走路、打太極拳等不劇烈的運動。如果不想外出運動，也可以利用呼吸法，練腹式呼吸（包括模擬潛水呼吸、長嘯呼吸法）。

中醫認為「肺主氣，目呼吸，開竅於鼻」。現代研究指出，氣管、支氣管、終末細小支氣管，總長度達一千五百英里，連接著七點五億個肺泡。正常平時每天有二至三萬次呼吸，每分鐘進入血液中的氧氣約五公升。在靜態下每天傳輸九千至一萬升氣體，將氧氣供給各個組織器官，同時也將新陳代謝所產生的廢物二氧化碳、酸毒等排出體外。

人們從嬰兒起習慣於胸式呼吸，使肺中下部約五分之三的肺泡長期處於閒置狀態，不能很好地參與氣體交換，造成呼吸不深，肺活量很小，氧氣吸入不足，酸毒蓄積體內。研究表明，人體在新陳代謝和自然環境污染的綜合因素下，體內產生四百多種化學廢物和毒素，其中絕大部分是酸毒，需要透過呼吸運動，吐故納新，將酸毒排出體外，發揮洗肺的作用。

實驗證明，做一次腹式呼吸可吸入一千至一千五百毫升空氣，呼出的有毒廢氣也是一千至一千五百毫升；而做一次胸式呼吸只能吸入或呼出五百毫升氣體。說明腹式呼吸可以發掘肺泡潛力，充分進行氣體交換。

腹式呼吸練習法

站著、坐著、躺著都可以練，用鼻吸氣，吸氣時腹部鼓起，可配合兩臂外展、上舉，使胸廓擴張，胸增大，讓空氣充分進入肺部；然後收腹，放下兩臂，將氣體從口中呼出。如此反覆做十次以上。每天做若干回，多多益善。

中醫養呼吸功中還有呼吸六字法

此外，中醫養呼吸功中還有呼吸六字法，即在用口呼氣時，用口發出「吹、呼、嘻、呵、噓、嘶」六個字的聲音，能較溫和、徹底地排出五臟六腑的酸毒。如：

口中呼氣時發「呼」或「吹」字聲音，可以排出心與小腸的酸毒；

口中呼氣時發「呵」字聲音，可以排出肝與膽的酸毒；

口中呼氣時發「嘶」字聲音，可以排出脾與胃的酸毒；

口中呼氣時發「噓」字聲音，可排出肺與大腸的酸毒；

口中呼氣時發「嘻」字聲音，可排出腎與膀胱的酸毒。

在古書中稱這種呼吸法為「呼吸六字訣」。相傳是由南北朝著名道家養生學家陶弘景發明的，千百年來一直在有道之士中祕傳。上世紀八〇年代初，我們在陶弘景《養性延命錄》中查到，才得以公諸於世。據青城山百歲道長透露，呼吸六字訣確實能祛病延年。他自幼就堅持練此功，活到百歲無病無災就是明證。現在我們急需排出體內的酸毒，練呼吸六字功更有特殊意義。

模擬潛水呼吸法

模擬潛水呼吸屬於深腹式呼吸，先深吸氣一口，憋氣兩秒鐘，逐漸延長憋氣時間；然後徐徐呼氣，將氣吐完。如此連續做十餘次，以舒適、痛快為原則。睡前練此呼吸法，還有助於進入夢鄉。

長嘯呼吸法

長嘯屬於深腹式呼吸的一種。在公園或開闊地，放開嗓子高聲大喊，將空氣從腹部丹田發出，喊後氣又回到丹田。所以又稱練丹田呼吸功。有人測定，人平時呼吸量平均為五百毫升，長嘯時可達一千毫升以上。這大大增加了換氣量，可很快地排出肺內酸毒濁氣，有效地

富含鐵的鹼性食物

黑木耳（每公克含鐵一百一十至一百八十五毫克）

海帶（每公克含鐵一百二十二至一百五十毫克）

黃豆（每公克含鐵十四．九毫克）

韭菜（每公克含鐵八毫克）

菠菜（每公克含鐵二．九毫克）

上述這些鹼性蔬菜、食物，每天輪著吃，就可使氧氣搭乘交通工具血紅蛋白充滿全身。這樣，要身體缺氧都難！

增加血中含氧量。

莫讓身體缺氧，除了呼吸運動增加氧氣的進入外，還要有裝載氧氣的工具，那就是富含鐵的血紅蛋白。氧與血紅蛋白結合，才能透過血管進入全身。

有調查資料顯示，臺灣地區十九至四十四歲的育齡期婦女中，患有缺鐵性貧血者的比率高達百分之六十，血紅蛋白低於正常。這就需要吃富含鐵的食物加以補充。但不少富含鐵的食物如豬肝、動物血、雞肉屬於酸性食物，雖然能增加血紅蛋白，改善貧血，但也會增加酸毒。所以應選富含鐵的鹼性食物，既增加血紅蛋白，又能維持微鹼體質。

以運動燃燒酸毒

前已述及有氧運動可以減少酸毒的產生，對已產生的酸毒可以透過運動流汗排出酸毒，可以透過加深呼吸呼出酸毒，可以改善和加快血液循環，增加腎臟過濾作用，藉由小便排出酸毒。

加強運動還可以燃燒酸毒，主要是將吃入體內的醣類（碳水化合物）完全燃燒，變成能量，供運動消耗掉，使體內沒有多餘的醣類轉變成脂肪貯存起來。從走路可使糖尿病發病率降低得到證明。

日本流行的減肥呼吸法

在日本流行一種「減肥呼吸法」，其減肥的機理就是在有氧的條件下，使皮下及內臟的脂肪得到充分地燃燒，變成熱量而散失掉。據説大多數練「減肥呼吸法」者，平均每個月可減輕體重三至五公斤。

具體練法是：

- **第一週：**以八秒鐘的時間吸氣，讓空氣在肺部停留兩秒鐘，再以八秒鐘的時間將氣呼出。如此反覆做七遍。以後每小時做一次，做時全身肌肉務必放鬆。
- **第二週：**將呼與吸的時間多延長五至八秒鐘，其他不變。
- **第三週：**將吸與呼的時間多延長八至十秒鐘，其他不變。
- 以後同第三週，時間不拘。只要感到憂慮或有壓力感，特別是在用餐之前，均可依以上方法鍛鍊，只要能持之以恆就能達到燃燒酸毒的減肥效果。

一項前瞻性研究顯示：每次運動三十分鐘，走三公里，一週步行運動三次，糖尿病發病率減少百分之二十五；一週運動四次，糖尿病發病率減少百分之三十三；一週步行運動五次，糖尿病發病率減少百分之四十二。

運動所需要的能量，首先是由體內的醣類燃燒提供，在氧充足的條件下，醣類燃燒完全，醣類中的酸毒也一起燃燒掉了。

當飢餓時，血糖不足，就由貯存的脂肪燃燒提供運動所需的能量。所以飯前走路就能很好地讓脂肪燃燒，減少脂肪。

我所知的一個個案是，一名中年婦女，每天晚飯前走路三十分鐘，走三公里，連續走了八週後，到醫院檢測脂肪，脂肪減少了六公斤，肌內增加了三．六公斤，體重下降了二．四公斤。

同樣的道理，在氧充分的條件下，脂肪燃燒完全，脂肪和脂肪中的酸毒一起被燃燒掉了，所以走路運動後感到一身輕快。

但是劇烈運動後，常易出現肌肉痠痛。因為劇烈運動屬無氧運動，醣類和脂肪燃燒不完全，產生了大量酸毒如乳酸，乳酸積聚在肌肉裡，就引起痠痛。所以一定要堅持有氧運動才能使酸毒燃燒。

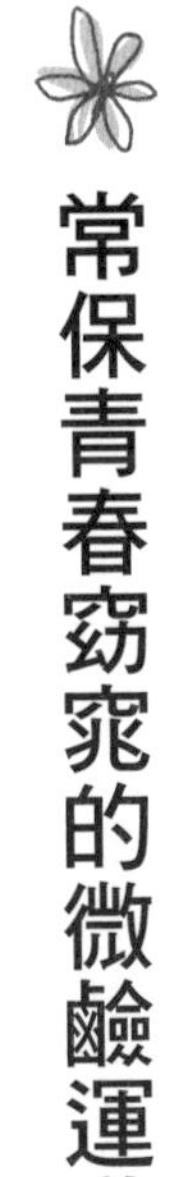

常保青春窈窕的微鹼運動

無論男女，四十歲後發福者居多，肚子鼓起，腰部變粗，失去青春窈窕之美麗。這是體內以脂肪為主的酸毒囤積的結果。要保持青春窈窕，就得持之以恆地做微鹼運動。

有氧運動，除走路外還有太極拳。太極拳柔中有剛，動作和緩，以意引氣，形神並練。練太極拳能使體內陰陽協調平衡，有利於體液的酸鹼平衡，保持微鹼。

中國太極拳運動的宣導者楚圖南先生和他夫人從青少年開始就堅持天天打太極拳，夫妻雙雙年逾百歲。

有位陳顯華將軍，四十歲開始練太極拳，退休後更堅持不斷。年逾七旬，看起來如四十歲左右的人。頭上無一絲白髮，臉上難覓皺紋，身挺腸直，行走如風。舊時的老朋友見到他，看他仍然是三十年前的模樣，以為他吃了什麼不老仙丹。

陳將軍學的是楊氏太極拳一百十五式，打完一套需要兩個多小時。他主張簡單養生，結合自己情況創造出一套自然式太極拳。每次只練一、兩個簡單的動作，一邊聽音樂或一邊練書法、一邊打拳，既簡單自然，又更利於形神俱陳。

陳將軍認為，打太極拳不求一招一式精準，在於心靜意專，以意引氣，形隨意動，動作舒緩自然。

微鹼運動除前述走路、打太極拳、呼吸運動外，尚有古代的養生導引術和現代的保健操。按照中醫理論，常保青春窈窕在於鍛鍊腰、臍、腿為主。因為腰為腎之府，臍藏丹田氣，腿為身之根。腎為先天之本，腎主骨，主生、長、壯、老、已。丹田氣動，可提供腹部脂肪燃燒。腿為足三陽經和足三陰經所過之處，內連肝、腎、脾、胃等重要臟腑。要保持好身材，需要這些臟腑功能協調和諧，特別推薦以下美化形體的微鹼運動。

美化形體的微鹼運動

搓腰扭腰

兩腳分開，將雙手搓熱後，搓腰部兩側二十次；然後右手掌拍打小腹，左手背拍打後腰部，兩手輪流拍打各三十次。

兩手扠腰，以身體為軸，自左向右扭腰十次；然後自右向左扭腰十次；再向前後彎腰、扭腰十次。每日早上起床後，晚上睡前各練七遍。

搓腿壓腿

晨起坐在床上，伸直雙腿。先用雙手緊握一側大腿，由上到下搓摩至腳尖；再換另一隻腿，各搓摩二十次。

再用兩手掌分別緊貼兩大腿，由上到下裡外按摩二十次；再按摩腳心（湧泉穴）至腳心皮膚發熱。

最後兩腿分開，腳向右成弓步，右手掌置於右膝蓋處，左掌置於左膝處，身體自上向下壓五次；腳再向左成弓步，左手置於左膝蓋處，右手置於右膝蓋處，身體自上向下壓五次。當身體向下壓的同時，兩手掌也同時按壓雙膝關節。

湧泉穴

按摩臍腹

每日早、晚仰臥床上，兩腿平伸，自然放鬆，注意力集中。先用左手掌從乳房上方到臍部按揉三十次。

然後繞臍摩腹，先將兩手搓熱，用左手貼臍下腹部，以臍為中心，逆時針旋轉按摩三十圈；再用右手順時針旋轉按摩五十圈。逆時針按摩用力要輕，順時針按摩用力要重。

以按摩臍腹為重點，促進腸蠕動，促進排泄宿便和酸毒，促使腹部脂肪燃燒。

從青春年少時就堅持練美形體功直到老年，就可常保青春窈窕。

part

13

簡單的微鹼瘦身法

鹼性飲食有助於脂肪自動分解，
防止多餘的脂肪貯存、囤積引起肥胖。
經常保持微鹼體質，
可使囤積在體內的脂肪分解、燃燒，
清洗體內的酸性毒物，
身心都健康。

鹼性飲食包括鹼性離子水，吃入人體後就變成微鹼性，因為體內的酸性物質中和了一部分鹼，所以就成了微鹼。脂肪在微鹼環境中容易自動分解、燃燒。

微鹼性飲食幫助脂肪自動分解，是所含成分如維生素B群、維生素C、鈣、鎂離子等綜合作用的結果。因此我們主張吃完整的微鹼飲食，而不是只攝入其中的某種成分。

美國有專家用兩組體重相同的小白兔做實驗，甲組餵養含有上述營養成分的鹼性食物；乙組餵養不含上述營養成分的酸性食物。經過一段時間後，甲組兔腹部脂肪僅為乙組兔的二分之一，即腹部脂肪減少了一半；全身脂肪總量也只有乙組的百分之二十五至三十五，體重減輕了三分之一。

體內脂肪在氧化分解過程中，需要許多營養素參與，特別是維生素B群、維生素C、鈣、鎂發揮決定性作用。

所以，我們在選擇微鹼飲食時，要選擇同時富含這些營養成分的，如紫菜、茄子、香菇、菠菜、蘿蔔、柳丁、生山楂、檸檬、蘑菇、生菜、花生、核桃、山藥等等。

有些微鹼飲食還含有脂肪分解、脫脂轉化（LPA）成分，如山藥、香菇、茄子、山楂等，更有助於脂肪自動分解。

每天輪流選吃上述微鹼性食物，不但不愁多餘脂肪不自動分解，恐怕想要脂肪囤積在體內都難。

你可以隨意控制體重

自己的體重可以自己掌握、自己控制。因為大多數人的體重與吃有關。

吃酸性食物（動物肉食或米麵）多，消耗又少，必然囤積體內，使體重增加。相反的，吃酸性食物少，消耗又大，不但無以囤積，還要將原來囤積的消耗出去，體重自然減輕了。吃東西的嘴屬於自己，是自己可以管住的（假如你頭腦清楚，還有智慧的話），可以隨你的意思來控制的。

消耗有兩個管道，一是勤奮工作，加強運動要消耗許多能量；二是多吃微鹼飲食，幫助脂肪分解燃燒。

那麼，身體消瘦，體重輕，達不到標準體重，是不是要多吃酸性食物呢？多吃酸性食物，體質必然酸性，所以有不少消瘦的人也患高脂血症、心腦血管病和癌症。多吃微鹼飲食中富含優質蛋白和植物油的食品，如大豆及大豆製品。大豆有「植物肉」、「綠色乳牛」之稱，含優質蛋白質可達百分之四十左右，一斤大豆相當於兩斤瘦肉或三斤雞蛋或十二斤牛奶的蛋白質含量。所含植物油達百分之二十，大豆油含不飽和脂肪酸，不但不增加血脂膽固醇，反而能降血脂膽固醇。鈣、鎂、鐵的含量也高，屬於鹼性食品。常吃可使體重到達標準，又不會使人肥胖。根據以上原則，體重就可以任你掌控了。

當然，現在體重超重、肥胖的人甚多，關鍵在於如何減輕體重。

絕大多數人確實可以多吃微鹼性飲食，不吃或少吃酸性食物，加強運動來減輕和控制體重；但有的人喝水都會胖，該如何掌控呢？

富含高核酸的鹼性食物

有海帶、綠藻、紫菜、番茄、白蘿蔔、茄子、葡萄、蘋果、香蕉等等，常吃上述富含高核酸的鹼性食物，加上適當運動，就可控制遺傳基因引起的超重和肥胖。

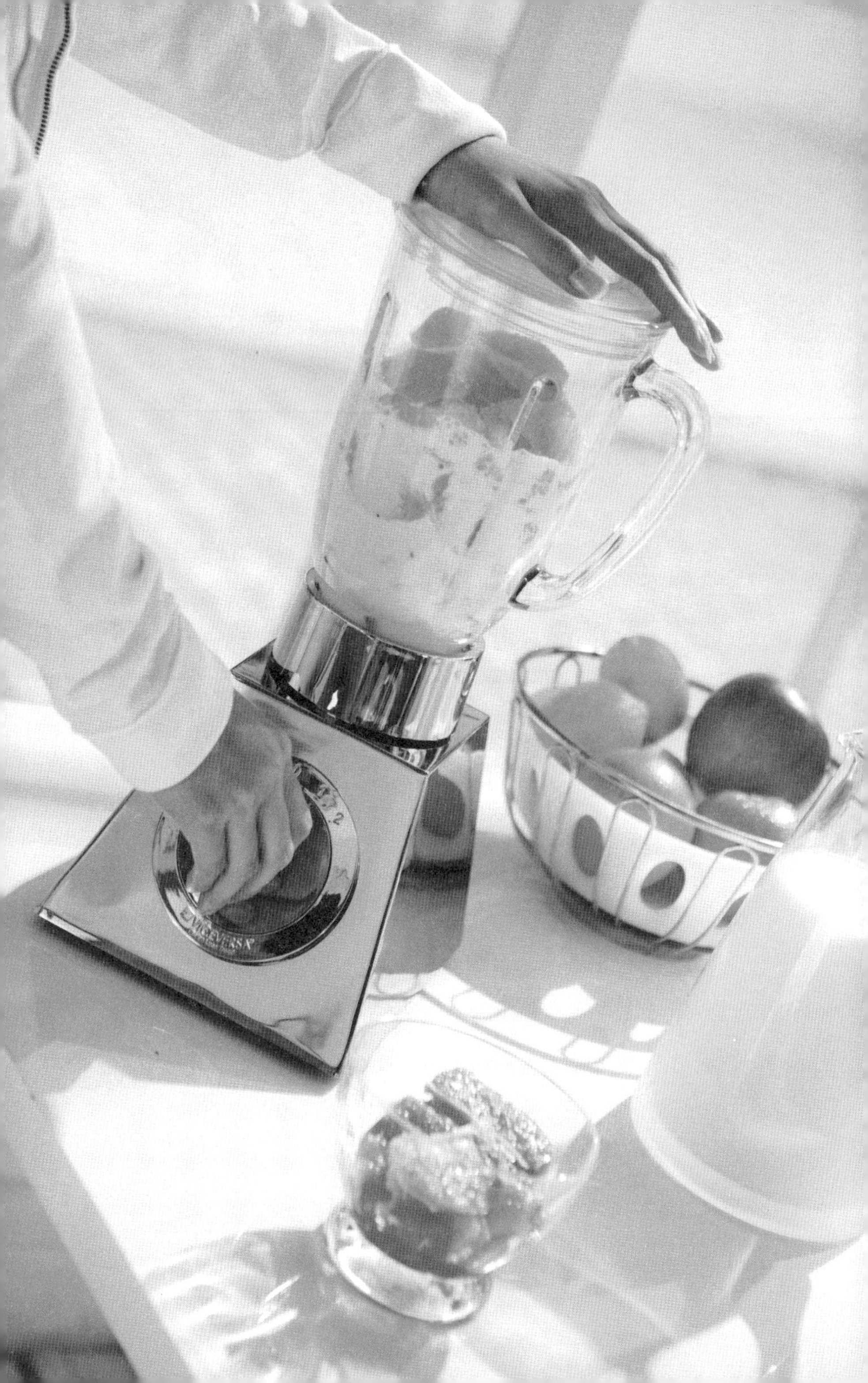

科學家們研究出一種核酸飲食療法，透過吃可以改變這種遺傳基因，這就是人人都可享受到的了。

核酸是細胞的基礎物質，是活化細胞的基本要素。核酸主宰著細胞的新陳代謝，被稱為「生命之本源」。核酸分為去氧核糖核酸（DNA）和核糖核酸（RNA）。

DNA含遺傳密碼，是製造蛋白質的設計師，RNA則按設計師的圖紙來製造蛋白質。

諾貝爾獎得主日本學者利根川進指出，核酸是保護基因、營養基因最主要的營養素。核酸充足，有利於受損基因的自主修復。人類一切疾病都與基因受損有關。

肥胖，也是基因受損造成的。所以多吃富含核酸的鹼性食物，有利於控制遺傳性肥胖。

常保微鹼：大腹翁與小腹婆的救星

體內脂肪最易囤積在組織鬆軟、活動量小的地方，那就是腹部。男子易囤積在大腹，出現大腹便便，腰如水桶的「大腹翁」；女性易囤積在小腹，出現小腹凸起，腰粗臀圓的「小腹婆」。

世界衛生組織規定：男子腰圍大於九十公分，女子腰圍大於八十公分，是高血壓、冠心病、糖尿病最危險的因素。

大腹翁與小腹婆如此危險，如何才能拯救他（她）們呢？只有求救於「常保微鹼」了。常保微鹼是大腹翁與小腹婆的救星。因為經常保持微鹼體質，就可使囤積在體內的脂肪分解、燃燒，並可截斷新脂肪的來源。脂肪只出不進，就是一座山也會被搬掉。如何才能常保微鹼呢？最根本的就是要天天進食微鹼飲食，不斷清洗體內的酸性毒物。

常保微鹼，吃微鹼飲食固然重要，但也不要忘了加強運動，特別是腹部運動，如仰臥起坐、自己按摩腹部、扭腰旋腹等運動，也是常保微鹼的一個重要方法。

常保微鹼才能大顯身手，拯救「大腹翁」、「小腹婆」，使大腹翁變成虎背熊腰，雄風威展；使小腹婆變成楊柳腰，婀娜多姿。

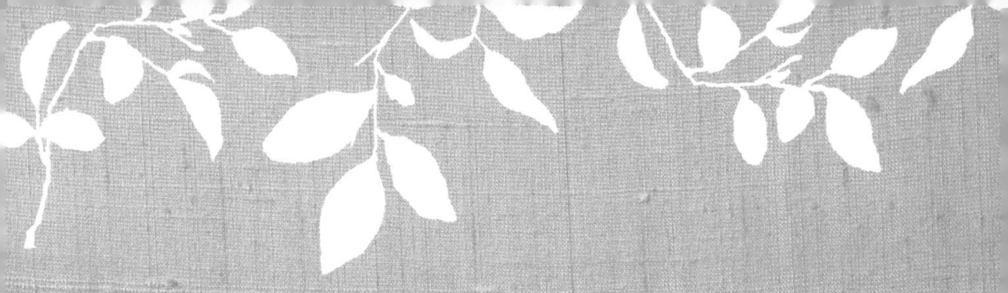

part

14

微斂生活救地球

現今有越來越多人除擔心自己健康，
也為地球及人類健康擔憂，
微斂飲食就是吃最安全、無公害的蔬果，
新生活運動就是吃健康食品與有機野菜，
用天然物品、過自然生活，
才是健康可持續的生活方式。

莫讓地球酸化

夏日去郊外避暑納涼，突然陰雲密合，涼風徐徐，不一會兒下起雨來。正在高興雨水可將暑氣除去，結果雨水淋在身上，不是涼意，而是覺得皮膚癢癢的，教人難受。原來我們淋的正是酸雨。

為什麼會下酸雨呢？原來不遠處是一片工業區，煙囪林立，黃煙滾滾，煙霧中充滿了SO2（二氧化硫）氣體，在大氣中逐漸氧化成酸性氧化物，再與上空的水氣結合形成霧狀的硫酸，隨雨滴一起降落下來，就形成了酸性雨，簡稱「酸雨」。酸雨中可能含有硝酸、鹽酸等酸性物質，可使土壤酸化，大量的酸雨還會腐蝕建築物，影響動植物的生長，人當然也會受到損害。這是大氣嚴重受到污染的結果，也是地球酸化的一個重要原因。

地球酸化的另一重要原因，與我們喜歡吃肉食有關。過去是十天半個月吃一次肉，現在幾乎天天離不開肉，有的人甚至是無肉不吃飯。

由於肉食需要量大增，養豬場、養牛場、養雞場也就應運而生，肉食生產的現代化直追美國。美國《新世紀飲食》的作者約翰．羅賓斯（John Robbins）揭示現代工業化生產肉食品的危害時寫道：「現代的肉類、乳製品和蛋，和三十年前的產品比起來，有很大的不同。不同點之一，就是現代的產品是在生產線上大量製造，農業工廠化之下的產物。」

一九七五年世界動物生產會議，反映了一個重要事實：工廠式飼養的動物比起往日放牧式飼養，含有超過三十倍的飽和性脂肪。

現代化的工廠化農場，大量餵食有毒的化學藥品和人造荷爾蒙給牲畜吃，這些化學品、荷爾蒙殘留物就間接轉移到食用肉和乳製品的消費者身上。

這些化學品包括殺蟲劑、生長激素、鎮靜劑、除草劑、放射性同位素、抗生素等等。不僅損害人的健康，也損害人賴以立足、生存的地球。

上述化學品從牲畜的糞便中排出，又從吃了殘留上述化學品牲畜肉的人的糞便中排出，就會使環境污染，地球酸化。

為了滿足人們肉食的需要，大多數美國的農地都在生產牲畜的飼料，農地產生的穀物大多數都拿來餵牲畜而不是供人食用。這對耕地造成一定的壓力，不論整個生態環境得付出多少代價，都得滿足人們吃肉的習性。種植牲畜飼料，美國每年有四百萬英畝農地流失地壤。為了想辦法替代這些消失的田地，採用毀林造田。美國已經把二億六千萬英畝的森林轉變成農田。自一九六七年以來，美國森林砍伐的速度是每五秒鐘一公畝。

不少發展中國家包括中國大陸，都在走美國這條吃肉之路。養雞場、養豬場、養牛場、養魚場等工廠化的牲畜飼養場如雨後春筍，遍布全國各地。市場上很難再看到個體農家飼養的土雞、土雞蛋、野生魚類。

不僅各種飼養中有化學品、殺蟲劑、荷爾蒙、生長激素、催熟素，就是生產糧食、蔬菜、水果也離不開這些化學藥劑，更離不開化肥。

這些化學品多屬氯化物、硫化物、磷化物、尿素等酸性毒物，污染水源，污染環境，加速地球酸化。

酸化了的地球，成為酸性環境，生長出的動、植物也多呈酸性。

本來就是酸性體質的人，吃了那些酸性食物，只有更酸了，於是百病叢生。如果人類為了自己的口欲，破壞大自然，掠奪大自然，必遭大自然的報復。這幾年，年年有自然災害降臨，表示酸化了的地球在怒吼，颱風、颶風、龍捲風、海嘯席捲而來，無情地吞噬著人們的生命財產。

因此，莫讓地球酸化是當務之急。盡量少吃動物食品，積極保護環境、保護地球。

微鹼飲食最環保

所謂微鹼飲食，是指安全的、無公害的蔬果。不噴灑藥（殺蟲劑、催熟劑等化學品），不施化肥（硫酸胺、尿素等），正是我們追求的安全、無公害蔬果。農藥、化肥的大量、廣泛使用，正是污染水質、污染環境的一大公害。

現代農業，不用化肥無法生長，不用農藥蟲害成災。離開化肥、農藥，農作物就沒有收成。可是化肥毀壞土質，農藥污染環境，這是有目共睹的。

傳統農業，用的是農家有機肥，不用化肥；不噴灑化學品農藥，完全沒有環境污染；而生產出來的果蔬絕大多數屬鹼性食品，吃入體內，中和體內的酸性毒物而變成微鹼性。

所以，微鹼飲食最環保。如今，越來越多的人意識到上述問題，既擔心自己的身體健康，也為地球和人類的健康擔憂，於是，他們發起了一種新的生活運動——吃健康食品與有機野菜，穿天然材質的棉麻衣物，充分利用二手家用品，外出騎自行車或步行，休閒時練瑜伽健身，聽心靈音樂，注重個人成長。這群人透過消費和衣食住行的生活實踐，希望自己心情愉悅、身體健康、光彩照人，這就是所謂的「樂活族」。樂活概念由美國社會學家保羅．

雷在一九九八年提出，是健康可持續性的生活方式。

我們提倡微鹼飲食，提倡樂活（LOHAS，Lifestyles of Health and Sustainability）可以杜絕肉食生產的工業化，杜絕蔬菜、水果生產的工業化，賦予現代化的新概念，採用有機農業、生態農業，不要殺蟲劑、不用化學品、不用化學肥料，切實保護環境，使地球恢復生機。

樂活的生活形態是我們提倡的。要注意吃什麼、如何吃，不吃高鹽、高油、高糖的食品；經常運動、適度休息、均衡飲食，不把健康的責任交給醫生；不抽菸、拒吸二手菸，支持無煙環境的政策；盡量優先選用、支援有機（無毒）農產品。

只有這樣做，當地球恢復生機，才能減少甚至避免自然災害；當地球恢復生機，才有健康的人類。

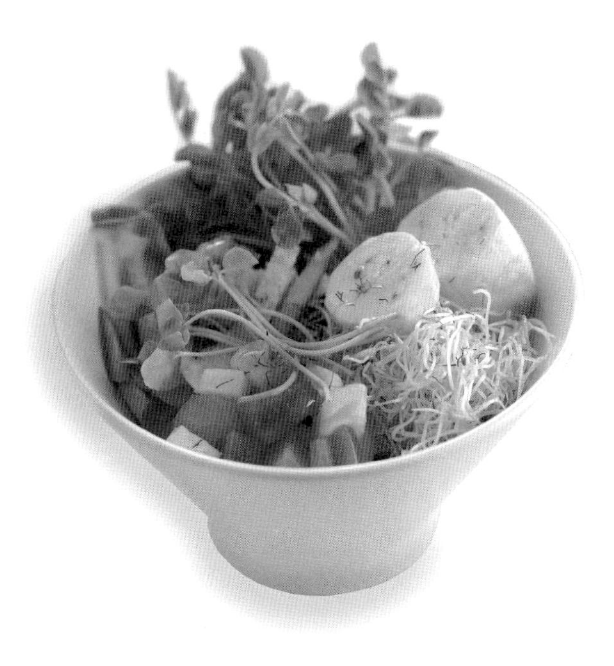

國家圖書館出版品預行編目資料

做個鹼性健康人/劉正才，朱依柏，鄒金賢著.
-- 四版. -- 新北市：漢欣文化事業有限公司,
2022.10
224面；21X14.7公分. -- (健康隨身書；4)
ISBN 978-957-686-836-8(平裝)

1.CST: 食療 2.CST: 健康飲食

418.91　　111010731

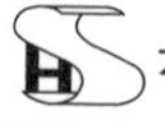
有著作權・侵害必究

定價320元

健康隨身書 4

做個鹼性健康人

作　　者／劉正才・朱依柏・鄒金賢
封面設計／周盈汝
執行美編／周盈汝
出 版 者／漢欣文化事業有限公司
地　　址／新北市板橋區板新路206號3樓
電　　話／02-8953-9611
傳　　真／02-8952-4084
郵撥帳號／05837599 漢欣文化事業有限公司
電子郵件／hsbookse@gmail.com
四版一刷／2022年10月

本書如有缺頁、破損或裝訂錯誤，請寄回更換